Bassam Hassan

Visão geral das náuseas e vómitos nos doentes com cancro

Bassam Hassan

Visão geral das náuseas e vómitos nos doentes com cancro

ScienciaScripts

Imprint

Any brand names and product names mentioned in this book are subject to trademark, brand or patent protection and are trademarks or registered trademarks of their respective holders. The use of brand names, product names, common names, trade names, product descriptions etc. even without a particular marking in this work is in no way to be construed to mean that such names may be regarded as unrestricted in respect of trademark and brand protection legislation and could thus be used by anyone.

Cover image: www.ingimage.com

This book is a translation from the original published under ISBN 978-620-2-06040-0.

Publisher:
Sciencia Scripts
is a trademark of
Dodo Books Indian Ocean Ltd. and OmniScriptum S.R.L publishing group

120 High Road, East Finchley, London, N2 9ED, United Kingdom
Str. Armeneasca 28/1, office 1, Chisinau MD-2012, Republic of Moldova, Europe
Printed at: see last page
ISBN: 978-613-9-58294-5

Prefácio

A intenção deste livro é centrar-se em dois dos principais efeitos secundários (náuseas e vómitos) que estão principalmente associados aos tratamentos de quimioterapia utilizados para doentes com cancro e a forma como podemos ultrapassar estes efeitos secundários será abordada no início deste livro, seguida da avaliação da eficácia das orientações de tratamento destinadas a ultrapassar estes problemas.

O objetivo deste livro é fornecer toda a informação de que o pessoal médico necessita sobre estes efeitos secundários importantes e o seu tratamento. Este livro será igualmente útil para os investigadores que trabalham neste domínio, fornecendo-lhes informações adequadas e suficientes para poderem desenvolver projectos de investigação e explicar os seus resultados.

Agradecimentos

Gostaria de expressar o meu grande apreço e agradecer sinceramente ao meu maior apoio, aqueles que enchem a minha vida com toda a cor, beleza e esperança e que, através dos seus conselhos e orientações hábeis, sempre me ajudaram a fazer as escolhas corretas: a minha família; especificamente o meu grande e maravilhoso pai (Rasool) e a minha mãe (Basma).

Índice

Capítulo I

Introdução

Bassam Abdul Rasool Hassan[1] , Zuraidah Binti Mohd Yusoff[2]
[1] Departamento de Prática Farmacêutica, Escola de Farmácia, UiTM, Malásia;
[2] Disciplina de Farmácia Clínica, Escola de Ciências Farmacêuticas, Universiti Sains Malaysia.

Antecedentes do cancro

Durante este século, o cancro tornou-se um dos principais problemas e doenças que causam a maior parte das mortes, ultrapassando mesmo as doenças cardíacas. Muitos investigadores começam a utilizar o termo risco ao longo da vida para os doentes com cancro, que se refere ao tempo em que o cancro irá progredir e desenvolver-se ou ao tempo em que o doente irá morrer devido ao cancro. O cancro não representa apenas uma doença, mas é um grupo de cerca de 100 doenças. O cancro caracteriza-se por dois aspectos. Em primeiro lugar, não há controlo do crescimento das células cancerígenas e, em segundo lugar, as células cancerígenas têm a capacidade de criar metástases e de migrar do local de origem para diferentes partes do corpo. Existem dois tipos de tumores: o cancro maligno e o cancro benigno. O cancro pode atacar qualquer pessoa e a sua ocorrência aumenta à medida que a idade do indivíduo aumenta (Carson-De Witt, 2002; Markman, 2002). Existem muitos problemas (ou seja, efeitos secundários) associados às doenças oncológicas, quer se trate de cancro sólido ou hematológico, tais como náuseas, vómitos, diarreia, obstipação, hipercalcemia, dor, perda de apetite, anemia, fadiga, caquexia, leucopenia, neutropenia e trombocitopenia. No entanto, os principais problemas são as náuseas e os vómitos, a neutropenia, a anemia, a trombocitopenia e a hipercalcemia. Assim, devido a estas razões, o cancro é considerado uma das principais doenças que afectam a qualidade de vida (Dolan, 2005;

Henry, 2005; Sitamvaram, 2005; Stephens, 2005).

Antecedentes da quimioterapia

A quimioterapia foi desenvolvida e utilizada desde a Primeira Guerra Mundial, a partir do programa de armas químicas dos Estados Unidos da América (EUA). Desde então, a quimioterapia tornou-se um dos mais importantes e significativos tratamentos do cancro. O seu principal mecanismo de ação consiste em matar as células cancerosas, que se caracterizam pela sua elevada taxa de multiplicação e crescimento. Mata também todas as células cancerosas que se separaram do tumor principal e se espalharam pelo sangue, pelo sistema linfático ou por qualquer outra parte do corpo. Este processo de destruição das células ocorre por um efeito direto no ácido desoxirribonucleico (ADN) ou por um efeito nos factores envolvidos na mitose, através da inibição da sua síntese, produção ou utilização (Weir-Hughes, 2005; Scurr *et al.*, 2005; Kelland, 2005). Os medicamentos de quimioterapia podem levar à cura completa de alguns tipos de cancro ou podem suprimir o crescimento de outros ou impedir a sua propagação a outras partes do corpo. Nos últimos 20 anos, surgiram muitos tipos de novas terapias. Algumas delas são simples, eficazes e seguras e outras têm muitos efeitos secundários. No entanto, quando se compara a quimioterapia com outros tipos de tratamentos, esta continua a ser potencialmente de alto risco, com muitos efeitos secundários difíceis de gerir. A quimioterapia utilizada exigia o envolvimento de vários profissionais clínicos durante as várias fases da sua administração e são necessários enormes cuidados de saúde para ultrapassar os seus efeitos secundários (Weir-Hughes, 2005; Rizzo e Closs, 2002).

Efeitos secundários da quimioterapia

O objetivo da quimioterapia é ser o mais eficaz possível com efeitos secundários toleráveis, uma vez que a dose de quimioterapia será tóxica tanto para as células cancerosas como para as células normais. Uma parte dos doentes com cancro sofre apenas de efeitos secundários ligeiros, enquanto outros podem sofrer de efeitos secundários graves (Abrams, 2001; Koda-Kimble *et al.*, 2002; Rizzo e Cloos, 2002). Estes efeitos secundários são classificados em:

1- Agudas, que se desenvolvem nas 24 horas seguintes à administração da quimioterapia.

2- Retardada, que se desenvolve após 24 horas e até 6 a 8 semanas após os tratamentos de quimioterapia.

3- Curto prazo, combinação de efeitos agudos e retardados.

4- Tardio/longo prazo, que se desenvolveu após meses ou anos de tratamento de quimioterapia.

5- Esperado, que se desenvolveu em 75% dos doentes.

6- Comum, ocorreu em 25%-75% dos doentes.

7- Pouco frequente, ocorre em menos de 15% dos doentes.

8- Raros, ocorrem em apenas 5% dos doentes.

9- Muito raros, ocorrem em menos de 1% dos doentes (Abrams, 2001; Koda-Kimble *et al.*, 2002; Rizzo e Cloos, 2002).

A ocorrência de efeitos secundários específicos varia consoante a quimioterapia utilizada. Os efeitos secundários mais comuns são náuseas e vómitos, anemia, perda de cabelo, hemorragias, trombocitopenia, hiperuricemia, depressão da medula óssea, alopecia e mucosite. Por isso, devem ser tidos em consideração diferentes parâmetros para prevenir, reduzir e ultrapassar estes efeitos secundários (Abrams, 2001; Koda-Kimble *et al.*, 2002; Rizzo e Cloos, 2002).

Capítulo II

Náuseas e vómitos em doentes com cancro

Bassam Abdul Rasool Hassan[1] , Zuraidah Binti Mohd Yusoff[2]
[1] Departamento de Prática Farmacêutica, Escola de Farmácia, UiTM, Malásia;
[2] Disciplina de Farmácia Clínica, Escola de Ciências Farmacêuticas, Universiti Sains Malaysia.

Introdução

Tanto as náuseas como os vómitos são reconhecidos como duas condições separadas e distintas. A náusea é uma sensação desagradável de vómito ou de vontade de vomitar que pode ou não resultar em vómito. Por outro lado, o vómito ou emese é o processo de expulsão dos alimentos digeridos e não digeridos pela boca. As náuseas e os vómitos podem ter origem num espetro diferente ou alargado de etiologias que estão diretamente associadas à própria doença oncológica ou ao seu tratamento. De acordo com a nova classificação dos efeitos secundários da quimioterapia, as náuseas são o primeiro ou o efeito secundário mais perturbador, seguidas da fadiga, da neutropenia, da anemia ou trombocitopenia, da perda de cabelo, enquanto os vómitos são o terceiro e, por vezes, o quinto efeito secundário perturbador da quimioterapia. Mesmo assim, nem todos os doentes com cancro sofrem de náuseas e/ou vómitos, porque nem todos foram tratados com quimioterapia emetogénica (Haggert, 1999; Oberleitner, 2002; Coates *et al.,* 1983; Lebourgeois *et al.,* 1999; Morrow *et al.,* 2005; Hesketh, 2005; Rudd e Andrews, 2005).

Warr referiu no seu estudo que as náuseas e os vómitos são os principais problemas que afectam mais de metade da população de doentes oncológicos, quer por efeito da própria doença oncológica, quer por efeito da quimioterapia. Mencionou que, devido à proximidade entre náuseas e vómitos, muitos dos doentes com cancro expressam-nos como um único sintoma. Além disso, Warr referiu que, por vezes, um sintoma ocorre ou será observado sem o outro, como no caso das náuseas ligeiras a moderadas, que não são acompanhadas de vómitos ou de ânsia de vómito. Por outro lado, os doentes com metástases cerebrais e obstrução esofágica sofrem de vómitos sem náuseas precedentes. Warr mostrou que a fisiologia da náusea ainda não é clara e, por isso, a prevenção do vómito é muito mais fácil do que a da náusea. No seu estudo, referiu que as náuseas e os vómitos ocorrem em doentes com cancro, quer devido ao próprio cancro, quer devido à quimioterapia. No entanto, quando o cancro é a causa principal, são necessárias muitas investigações, como uma história clínica cuidadosa, análises laboratoriais e um exame físico, para determinar as causas subjacentes às náuseas e aos vómitos com cancro, de modo a tratá-los corretamente. Antes da década de 1980, uma percentagem muito elevada de doentes com cancro tratados com cisplatina ou doxorrubicina sofria de náuseas e vómitos, mas a descoberta e a utilização do antagonista dos receptores 5-HT_3 com corticosteróides, em 1990, resolveram de certa forma e preveniram a ocorrência de náuseas e vómitos. No entanto, até agora, as náuseas e os vómitos continuam a ser considerados um problema grave (Warr, 2008).

Causas de náuseas e vómitos

Existem vários factores envolvidos na estimulação de náuseas e vómitos e estes factores incluem o stress, a gravidez, o enjoo, a enxaqueca, as fases do cancro, a radioterapia e a quimioterapia.

As náuseas e os vómitos são um dos principais problemas associados aos doentes com cancro e 50%-55% dos doentes com cancro sofrem de náuseas e vómitos mesmo com a utilização de medicamentos antieméticos. As principais causas são a quimioterapia ou a progressão do cancro. Alguns dos doentes com cancro que foram tratados com quimioterapia não sofreram de náuseas ou vómitos porque a quimioterapia utilizada não era significativamente emetogénica. As náuseas e os vómitos continuam a ser os principais efeitos secundários que ocorrem e estão associados à quimioterapia e às doenças oncológicas (Haggerty, 1999; Oberleitner, 2002; Mitchell e Schein, 1984; Bartlett e Koczwara, 2002).

Náuseas e vómitos em doentes com cancro sólido

Tanto as náuseas como os vómitos são problemas muito comuns, especialmente em fases avançadas de doenças oncológicas sólidas, como o cancro da mama e o cancro do estômago, em que 50 a 60% dos doentes são sobretudo mulheres com menos de 65 anos de idade (Molassiotis e Bojeson, 2006). Nesta situação, as náuseas e os vómitos ocorrem devido aos estádios avançados das doenças oncológicas sólidas, caracterizados por complicações mais graves do que as causadas pela quimiorradioterapia ou outros tratamentos. As principais causas para estes problemas são a estase gástrica, a obstrução intestinal, o uso de opióides, a obstipação causada pelo uso de morfina, a hipercalcemia, as metástases cerebrais, a insuficiência renal, a hiponatremia, o aumento da pressão intracraniana e a carga tumoral (Molassiotis e Bojeson, 2006). No que diz respeito à carga tumoral sólida, o cancro da mama provoca náuseas e vómitos, especialmente nas fases avançadas, devido a metástases no abdómen (principalmente no estômago ou no fígado) ou no sistema nervoso central (SNC). Por isso, deve ser dada ênfase aos pormenores do efeito das fases avançadas do cancro sobre as náuseas e os vómitos, a que até agora foi dada pouca atenção (Molassiotis e Bojeson, 2006).

Antonarakis e Hain (2004) descreveram que o efeito dos medicamentos quimioterapêuticos nas células do corpo é muito severo e, por isso, o corpo expulsa-os o mais rapidamente possível, induzindo náuseas e vómitos. Também descreveram as náuseas e os vómitos como o efeito secundário mais intratável, desagradável e repugnante sofrido por muitos doentes com cancro, especialmente crianças. Assim, salientaram que existem muitos factores de risco relacionados com os doentes que desempenham um papel importante na incidência e na gravidade das náuseas e dos vómitos, incluindo o sexo feminino, a idade jovem, a ansiedade, o enjoo e o mau controlo da quimioterapia anterior. Também referiram que os factores de risco responsáveis pela incidência e gravidade das náuseas e dos vómitos estão associados à própria quimioterapia, à via de administração, ao horário e à taxa de administração e que o fator mais importante é o fator de emetogenicidade intrínseco da própria quimioterapia. Assim, os medicamentos de quimioterapia são classificados de acordo com a sua emetogenicidade.

Etiologia das náuseas e dos vómitos

Vários factores podem desempenhar um papel na incidência de náuseas e vómitos nos doentes com cancro, como a quimioterapia, os tratamentos de radioterapia e outras doenças ou problemas relacionados com o cancro. Um dos principais factores que desempenham um papel significativo na incidência e gravidade das náuseas e/ou vómitos é o nível emetogénico dos tratamentos de quimioterapia. As náuseas e os vómitos agudos, retardados e persistentes são causados principalmente por tratamentos de quimioterapia moderados a altamente emetogénicos. O nível emetogénico só não é considerado importante em caso de náuseas e vómitos antecipatórios (ANV), em que os factores de risco são os ciclos de quimioterapia e o controlo inadequado das náuseas e vómitos causados pela quimioterapia. A incidência de náuseas antecipadas será mais frequentemente detectada do que a de vómitos antecipados (livro 187). As náuseas e os vómitos antecipatórios podem desempenhar um papel na incidência de náuseas e vómitos agudos e/ou tardios induzidos pela quimioterapia (NVIQ). Além disso, mais de metade das pessoas que desenvolveram ANV podem apresentar náuseas moderadas em resultado de odores, visões ou sabores especificamente relacionados com o uso de quimioterapia (Wickham, 2004).

Para além da quimioterapia, a radioterapia (RT), especificamente quando aplicada na parte superior e média do abdómen ou quando são expostas grandes áreas de tecidos ou quando é utilizada uma dose elevada, também pode causar náuseas e/ou vómitos.

Já as náuseas e/ou vómitos provocados por um cancro avançado da mama ou do estômago resultam de vários factores e podem ser tratados por mais do que uma via (Wickham, 2004).

Fisiopatologia das náuseas e vómitos

Os cientistas e investigadores estavam muito interessados no mecanismo das náuseas e dos vómitos muitos anos antes da descoberta dos agentes antineoplásicos. A primeira experiência realizada para descrever o mecanismo das náuseas e dos vómitos em cães e gatos foi feita por Johann Jakob Wepfer em 1679. Ele descobriu que o piloro e a parte pilórica do estômago durante o vómito (livro 1). Desde essa altura até 1881, a principal razão para a incidência de náuseas e vómitos é a contração do estômago. Depois disso, novas experiências mostraram que os músculos do sistema respiratório também desempenham um papel importante no mecanismo das náuseas e dos vómitos.

Mais tarde, em 1898, e através da utilização de raios X, a atividade de vários outros músculos que desempenham um papel no mecanismo das náuseas e dos vómitos foi descrita pelo fisiologista americano Walter Bradford Cannon (Hansen *et al.*, 2013).

A primeira vez que se propôs a presença de um centro do vómito foi em 1865 por Giannuzzi, mas só em 1891 esta proposta foi confirmada pelo Professor Lázaro Thumas, que confirmou a presença do reflexo emético central (ou seja, o centro do vómito) no cérebro do cão, especificamente na medula oblonga. Mais tarde, em 1923, várias experiências realizadas em cães e gatos por Hatcher e Weiss concluíram que o centro do vómito está localizado nos núcleos sensoriais dos nervos vagos. Depois, em 1949, um estudo publicado por Borison e Wang confirmou a presença de um centro do vómito no cérebro do gato, após o que, em 1953, publicaram uma revisão que resumia a fisiopatologia do vómito e concluíram que dois centros estão envolvidos neste processo, que são o conhecido centro do vómito (CV) e a zona de desencadeamento quimiorrecetor (CTZ) (Hansen *et al.*, 2013). No entanto, no ser humano, a existência e a localização do CV e da CTZ estiveram sob investigação durante vários anos. Mas recentemente descobriu-se que anatomicamente a CTZ não se encontra no cérebro humano, e o reflexo emético ocorrerá como resultado de impulsos nervosos que chegam ao núcleo do trato solitário a partir da área postrema e do nervo vago abdominal (Hansen *et al.*, 2013).

Mecanismo de náuseas e vómitos induzidos por quimioterapia

A quimioterapia provoca náuseas através da estimulação do sistema nervoso autónomo (SNA), enquanto o vómito é desencadeado quando os impulsos aferentes provenientes da zona de desencadeamento dos quimiorreceptores (ZTC), da faringe, do córtex cerebral e da fibra aferente vagal estimulam o centro do vómito (CV) localizado na medula. A estimulação do CV leva à contração dos músculos do abdómen, da parede torácica e do diafragma, o que conduzirá à expulsão do conteúdo do estômago e do intestino (Haggerty, 1999; Oberleitner, 2002; Mitchell e Schein, 1984; Bartlett e Koczwara, 2002; Navari, 2007). Pensa-se que as náuseas e os vómitos associados à cirurgia, aos agentes quimioterapêuticos, à radioterapia e à gravidez são induzidos pela estimulação dos neuro-receptores da dopamina-2 (D2), da acetilcolina, da histamina e da serotonina-3 (5-HT$_3$), envolvidos na ativação de áreas específicas do cérebro que coordenam o ato de vomitar (Beckley, 2005). Além disso, alguns estudos relataram o envolvimento de receptores de neuroquinina (NK-1), especialmente na emese tardia, enquanto os receptores de histamina e muscarínicos têm um papel menor na emese associada ao enjoo (Hesketh *et al.*, 2003; Grunberg e Hesketh, 1993). O principal mecanismo do vómito induzido pela quimioterapia é a estimulação das células entrocromafins que revestem a parede do trato gastrointestinal (TGI), provocando assim a libertação de serotonina. A serotonina liga-se então aos receptores 5-HT3 aferentes vagais no TGI, que enviam impulsos para o CTZ e o VC. Esta situação é ilustrada em na Figura 1.

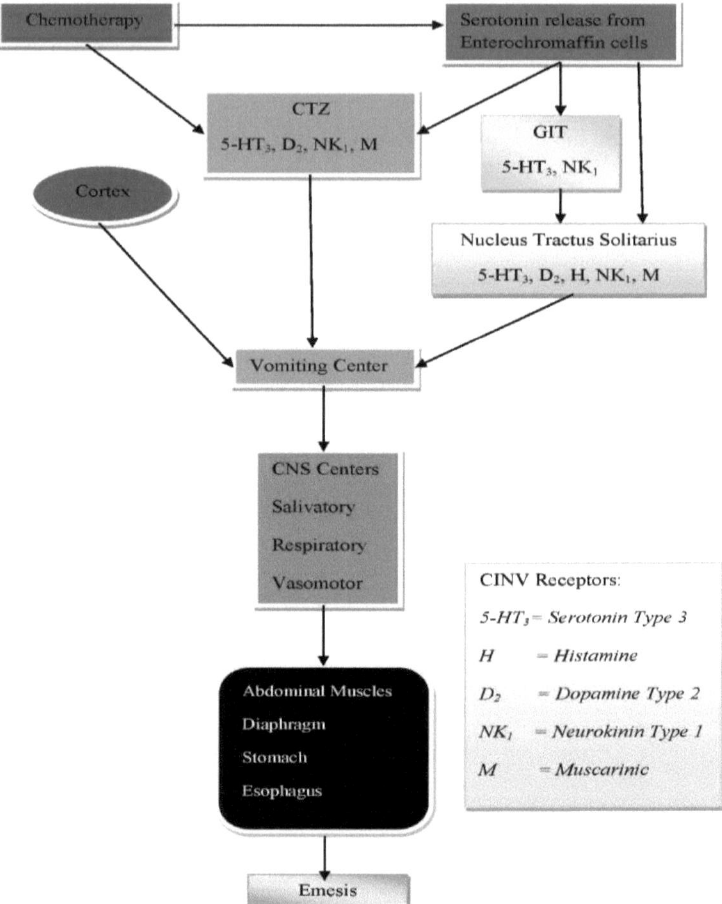

(Figura 1) Vias de Neurotransmissão Responsáveis pela Náusea e Vómito Induzidos por Quimioterapia (CINV) (ASHP, 1999).

Transmissores e receptores envolvidos no reflexo emético Arco da dopamina e receptores de dopamina

1- *Dopamina e receptores de dopamina*

A síntese de dopamina, tanto no SNC como na periferia, efectua-se principalmente através de dois processos: o primeiro é a hidroxilação da tirosina em dopamina, sendo este processo considerado como um processo limitador da taxa. O segundo processo inclui a descarboxilação da L-DOPA para formar dopamina.

Em seguida, a dopamina sintetizada será transportada e armazenada nas vesículas secretoras, aguardando o momento adequado para ser libertada e ligar-se aos receptores de dopamina. Existem cinco tipos diferentes de receptores de dopamina (D -D_{15}), que foram classificados em duas classes de acordo com o seu tipo de acoplamento à proteína G e a sua especificidade farmacológica.

A deteção do papel independente da dopamina como neurotransmissor no cérebro motivou os investigadores a descobrirem o papel antiemético do antagonista do recetor D_2 , o que aconteceu em 1960 (Hansen *et al.*, 2013). Dependendo desse resultado, ou seja, o antagonista antiemético do recetor da dopamina, que apoia fortemente a ideia de que os neurónios dopaminérgicos desempenham um papel significativo na iniciação de náuseas e vómitos. Este ponto foi ainda mais apoiado através da administração de agonistas da dopamina e de outros agentes farmacológicos que levam à elevação dos níveis de dopamina, o que conduzirá a efeitos adversos negativos que são as náuseas e/ou os vómitos (Hansen *et al.*, 2013). Outra teoria sugere que o nível elevado de dopamina está principalmente associado à incidência de náuseas e vómitos através da estimulação dos receptores de dopamina encontrados na CTZ (Hansen *et al.*, 2013).

2- *Serotonina e receptores de serotonina*

Em 1986, Bradley e os seus colegas publicaram um artigo que clarificava as classificações e funções de cada recetor de serotonina, dependendo de que os receptores de serotonina foram classificados em $5\text{-}HT_1$, $5\text{-}HT_2$, $5\text{-}HT_3$, $5\text{-}HT_4$, e $5\text{-}HT_5$ (Hansen *et al.*, 2013). Mais tarde, em 1994, um grupo de cientistas publicou um novo artigo incluindo uma nova classificação dos receptores de serotonina, dividindo os receptores de serotonina em sete grupos diferentes $5\text{-}HT_1$ -$5\text{-}HT_7$. Destes, os receptores que estão envolvidos no arco reflexo do emético incluem os receptores 5-HT_{1A} , 5-HT_{2A} , 5-HT_{2C} , 5-HT_3 e 5-HT4. Entre o grupo 5-HT, o recetor 5-HT3 é considerado o recetor mais interessante devido ao seu papel na incidência da emese. Ao longo do tempo, os conhecimentos sobre a função farmacológica deste recetor, ou seja, o 5-HT_3 , continuam a aumentar e, recentemente, descobriu-se que o recetor específico do cérebro, o 5-HT3B, é heterogéneo e inclui várias subunidades, não sendo ainda clara a função farmacológica de cada unidade (Hansen *et al.*, 2013).

Em 1981, verificou-se que apenas uma dose elevada de metoclopramida é eficaz na prevenção da emese causada pela administração de cisplatina. Antes disso, em 1978, foi detectado que a metoclopramida é um antagonista fraco dos receptores 5-HT3, exceto quando administrada numa dose elevada. O primeiro antagonista seletivo do recetor 5-HT3 (MDL72222) foi descoberto em 1984 (Hansen *et al.*, 2013).

3- *Substância P e receptores de neuroquinina*

Em 1931, foi identificada uma nova substância, que mais tarde se veio a verificar ser a substância P. Mais tarde, em 1970, os investigadores descobriram que a substância P é um undecapeptídeo composto por vários aminoácidos, tendo também descoberto que o seu resíduo terminal NH_2 é uma arginina. Em 1983, foram identificadas mais duas taquicininas de mamíferos, as neuroquininas A e B. Mais tarde, entre 1984 e 1986, os investigadores detectaram que estas substâncias actuam em três receptores denominados NKA [(recetor da substância K), recetor NK 1 (substância P) e NKB (neuromedina K)]. Depois disso, foi demonstrado que a substância P, a NKA e a NKB se encontram tanto no SNC como no sistema nervoso periférico (Hansen *et al.*, 2013).

Em 1981, foi desenvolvido o primeiro antagonista dos receptores NK1, mas este não foi capaz de atingir os receptores existentes no SNC devido ao seu grande tamanho, ou seja, por ser uma molécula peptídica incapaz de atravessar a barreira hemato-encefálica. Mais tarde, em 1991, foi desenvolvido o primeiro antagonista não seletivo do recetor NK1, o que foi considerado uma descoberta muito importante, ou seja, o desenvolvimento de um agente capaz de penetrar na barreira hematoencefálica (Hansen *et al.*, 2013). Em resultado disso, em 1987, foi desenvolvido o primeiro antagonista natural dos receptores NK_1, que pertence à família dos péptidos de taquicinina (Hansen *et al.*, 2013).

4- *Outros transmissores e receptores*

Até mesmo a função de várias substâncias como a substância P, a serotonina e a dopamina no mecanismo de incidência de emese foi bem detectada, mas isso não é suficiente para compreender completamente o mecanismo de incidência de náuseas e vómitos da quimioterapia (Hansen *et al.*, 2013). Outros transmissores, como as encefalinas, a arginina vasopressina, o péptido YY, a grelina e os endocanabinóides, têm supostamente desempenhado um papel na incidência de emese, mas há pouca informação disponível sobre o papel de cada um deles. Por outro lado, substâncias como a dopamina, a serotonina e a substância P têm um efeito protetor contra as náuseas e os vómitos através do bloqueio dos receptores canabinóides $(CB)_1$. Em resultado disso, têm sido utilizadas para produzir produtos antieméticos sintéticos denominados canabinóides, mas os vários efeitos secundários destes produtos limitaram a sua utilização clínica (Hansen *et al.*, 2013).

Mesmo a histamina e a acetilcolina são consideradas como os principais transmissores detectados durante o enjoo de movimento que leva a náuseas e/ou vómitos, mas não são consideradas da mesma forma durante a NVIQ. No que diz respeito à noradrenalina, que fisiologicamente é considerada um neurotransmissor responsável pela preparação do corpo humano para a luta ou a fuga, farmacologicamente verificou-se que a administração de noradrenalina estimula os receptores alfa-adrenérgicos, o que leva principalmente à incidência de emese. Principalmente porque é semelhante aos neurotransmissores dopamina e/ou 5-HT, pelo que pode ligar-se e ativar os receptores a- adrenérgicos. Assim, a elevação do nível de noradrenalina na área postrema terá um papel significativo na incidência de náuseas e/ou vómitos provocados pela quimioterapia. Além disso, as experiências realizadas em cães e gatos provaram que a infusão central de noradrenalina ou a administração de um agonista dos receptores a-2 provocam sobretudo a incidência de emese, que pode ser bloqueada pela administração de um antagonista dos receptores alfa-2. Além disso, o nível urinário de noradrenalina pode ajudar a prever a incidência de NVIQ aguda e/ou tardia em doentes com cancro (Hansen *et al*, 2013).

Emese induzida por quimioterapia e a ação dos antieméticos

Os dados obtidos em estudos clínicos anteriores que se centraram em doentes com cancro que receberam vários tipos de tratamentos anti-neoplásicos sem qualquer proteção antiemética ou apenas placebo, desempenharam um papel significativo na melhoria dos nossos conhecimentos sobre o início da NVIQ. O início da NVIQ depende principalmente do nível emetogénico de cada tratamento de quimioterapia. No que diz respeito à cisplatina, o início foi de 2-4 horas após a sua administração, 6-13 horas após a administração de doses elevadas de ciclofosfamida e 4-9 horas após a administração de carboplatina. Um estudo comparativo realizado para avaliar os tratamentos antieméticos com o braço placebo, constatou que a administração do antagonista do recetor 5-HT3 (ondasetron) melhorou significativamente o tempo de início da NVIQ, ou seja, prolongou o tempo de início da NVIQ causada pela cisplatina (Hansen *et al.*, 2013).

Outro estudo aleatório, em dupla ocultação, realizado para comparar a adição do antagonista dos receptores da dopamina, metopimazina, ao ondasetron mais placebo, os resultados mostraram que a combinação de antieméticos era superior, mas ao compará-la com o antagonista dos receptores 5-HT3 (ondansetron) utilizado entre os doentes com cancro que receberam cisplatina. Os resultados mostraram apenas uma pequena variação (Hansen *et al.*, 2013). Noutros quatro estudos aleatórios em dupla ocultação (três estudos centram-se na cisplatina e um na antraciclina) para comparar o efeito da adição de um antagonista dos receptores NK1 ao tratamento antiemético com ondasetron e dexametasona. Os resultados mostraram que a adição de um segundo ou mesmo de um terceiro antiemético ao antagonista dos receptores 5-HT3 não causará uma melhoria significativa do efeito antiemético do ondasetron em doentes com cancro que receberam cisplatina (Hansen *et al.*, 2013).

Classificação das náuseas e vómitos induzidos pela quimioterapia

Esta classificação baseia-se no potencial emetogénico do medicamento quimioterapêutico.

(Potencial emético dos agentes antineoplásicos intravenosos)

1- Grave (90% dos doentes terão náuseas e vómitos) Exemplo:

Cisplatina I.V $\geq$ 50 mg/ m2, Ciclofosfamida I.V >1500 mg/ m2,

Carmustina, Estreptozotocina, Mecloretamina e Dacarbazina.

2- Elevada (60%-90%) Exemplo: Carboplatina, Cisplatina I.V < 50 mg/ m2, Ciclofosfamida I.V 750 mg/ m2 a 1500 mg/ m2 e Citarabina I.V > 1gm/ m .[2]

3- Moderado (30%-60%) Exemplo: Altretamina I.V dose PO, Asparginase, Ciclofosfamida (I.V) ≤ 750 mg/ m2, Ciclofosfamida dose PO, Doxorrubicina (I.V) 20 a 60 mg/ m2, e Ifosfamida.

4- Baixo (10%-30%) Exemplo: Dose de Capecitabina PO, Docetaxel, Doxorrubicina lipossómica, Fluorouracilo e Gemcitabina.

5- Muito baixa (menos de 10%) Exemplo: Bleomicina, Busulfan dose PO, Metotrexato < 50mg/ m^2 (Hesketh, 2000; Rubenstein, 2005).

(Potencial emetogénico dos agentes antineoplásicos orais)
1- Elevada (>90%) Hexametilmelamina e Procarbazina.
2- Moderado (30-90%) Ciclofosfamida, Temozolomida, Vinorelbina e Imatinib.
3- Baixo (10-30%) Capecitabina, Tegafur Uracil, Fludarabina, Etoposido, Sunitinib, Everolimus, Lapatinib, Lenalidomida e Talidomida.
4- Mínima (<10%) Clorambucil, Hidroxiureia, L-Fenilalanina, Mostarda, 6-tioguanina, Metotrexato, Gefitinib, Erlotinib e Sorafenib (Olver, 2011).

Diagnóstico da incidência de náuseas e vómitos

O diagnóstico das náuseas e dos vómitos baseia-se em diferentes parâmetros, principalmente na gravidade, na frequência de ocorrência e na duração dos sintomas associados às náuseas e aos vómitos (Haggerty, 1999; Oberleitner, 2002).

Classificação e Incidência de Náuseas e Vómitos Induzidos por Quimioterapia

Os CINV são classificados clinicamente como:

1- Náuseas e vómitos agudos relacionados com a quimioterapia
2- Emese retardada
3- Emese antecipatória (Hesketh, 2005; KRIS *et al.,* 1985; Haggerty, 1999; Oberleitner, 2002).

A emese aguda é definida como náuseas e/ou vómitos, ou ambos, que ocorrem nas primeiras 24 horas após a administração da quimioterapia. Tem uma caraterística muito importante que é o período de tempo arbitrário de 24 horas e, de acordo com este, a emese ocorre mais frequentemente dentro de uma a duas horas. O pico da emese ocorre dentro de quatro a seis horas, após o que a emese começa a diminuir.

A emese tardia inclui náuseas e/ou vómitos que ocorrem após 24 horas da administração da quimioterapia. A emese retardada é melhor caracterizada pela administração de cisplatina, em que a emese atinge o seu pico dentro de quatro a seis horas e depois desaparece nas 12 a 16 horas seguintes, ou seja, a fase aguda. Depois de 24 horas de período quiescente, a emese torna-se novamente evidente, atingindo o seu pico em 48 a 72 horas, o que constitui a fase retardada. Normalmente, este tipo de emese retardada é menos intensa do que a emese aguda e resolve-se nos dois ou três dias seguintes. Muitos quimioterápicos, para além da cisplatina, como a carboplatina, as antraciclinas e a ciclofosfamida, podem causar emese retardada.

A emese antecipatória ocorre em doentes que já sofreram de emese aguda e retardada durante os ciclos anteriores. Existem muitas causas e factores que podem provocar a emese antecipatória antes dos ciclos de quimioterapia. No entanto, se a emese aguda e a emese tardia forem bem controladas, a emese antecipatória nos anos seguintes torna-se um problema muito menos significativo (Hesketh, 2005; Oberleitner, 2002).

Classificação da gravidade das náuseas e vómitos nas fases aguda e tardia

Foram utilizadas várias classificações numéricas para clarificar a gravidade das náuseas e dos vómitos, como se mostra no Quadro 1.

Tabela 1: Classificação da gravidade das náuseas e vómitos induzidos pela quimioterapia, tanto agudos como retardados

Grade of severity	Grade 1	Grade 2	Grade 3	Grade 4	Grade5
Nausea	Loss of appetite without alter in eating habit	Oral intake decreases without significant weight loss, dehydration I.V fluids given < 24 hr	Inadequate oral fluids and calories intake, on I.V fluids, tube feeding or on TPN $\geq$24 hr	Life threatening consequences	Death
Vomiting	1 episode in 24 hours	2-5 episodes in 24 hr; I.V fluids indicated < 24 hr	$\geq$6 episodes in 24 h; IV fluids, or TPN indicated $\geq$24 h	Life-threatening consequences	Death

(Hesketh, 2005; Oberleitner, 2002).

Capítulo III

Factores de risco associados a náuseas e vómitos em doentes com cancro

Principais Doentes Factores de Risco Associados à Incidência e Gravidade das Náuseas e Vómitos

Os factores diretamente associados são: sexo, idade, história de enjoo, história de vómitos durante a gravidez, história de consumo de álcool e ansiedade do doente (Haggerty, 1999; Oberleitner, 2002; Hesketh, 2001; Osoba *et al.*, 1997; Hesketh, 2005; Rubenstein, 2005).

Comparando homens e mulheres, as mulheres têm uma probabilidade 2 a 3 vezes maior de sofrerem emese ou de necessitarem de tratamento profilático antiemético nas primeiras 24 horas após receberem doses elevadas de quimioterapia altamente emetogénica. No caso de quimioterapia moderadamente emetogénica, as mulheres têm uma taxa de resposta significativamente mais baixa do que os homens ao antagonista 5-HT3, quer quando administrado como tratamento único ou em combinação com dexametasona, para prevenção ou proteção contra a emese ou ausência de náuseas nas primeiras 24 horas após a administração da quimioterapia. Outro fator de risco grave e importante é a idade, em que os doentes com cancro mais jovens são caracterizados por uma resposta fraca à profilaxia antiemética. Ao comparar os doentes com cancro de acordo com as suas idades, os resultados mostraram que uma percentagem mais elevada de doentes mais jovens sofria de náuseas e vómitos do que os doentes mais velhos. Nalguns estudos, os doentes foram agrupados entre os que tinham mais de 55 anos e os que tinham menos de 55 anos. Nestes estudos, os resultados mostraram que todos os doentes com idade superior à média da população estudada apresentavam um menor risco de náuseas e vómitos com a quimioterapia. Também os doentes que sofriam de náuseas e vómitos de outras etiologias são mais susceptíveis a náuseas e vómitos devido ao tratamento de quimioterapia. A emese durante a gravidez é considerada como um dos factores de risco para as náuseas e vómitos induzidos pela quimioterapia (NVIQ), mas as provas a seu respeito são ainda limitadas. O consumo de álcool tem sido apontado como um dos factores de proteção contra a progressão da NVIQ, no entanto, muitos factores estão associados ao consumo de álcool, pelo que ainda não é claro se o consumo excessivo de álcool (> 100 g/dia) é um fator de proteção em si mesmo ou se provocará alterações genéticas que conduzam à proteção contra a emese. Alguns autores pensam que o consumo crónico de álcool leva a uma menor sensibilidade da zona de ativação dos quimiorreceptores aos estímulos eméticos (Hesketh, 2005). A ansiedade do doente é um fator preditivo da ocorrência e desenvolvimento de emese tardia e antecipatória. Isto deve-se ao facto de a ansiedade estimular as áreas do cérebro anterior (córtex e sistema límbico), reduzindo assim o limiar que fará com que outros estímulos induzam facilmente a emese (Hesketh, 2005). Verificou-se que existe uma forte associação entre o sexo e a ocorrência de náuseas e vómitos, uma vez que o sexo é um dos factores de risco para o aparecimento de ambos os sintomas. Assim, tem sido referido que as mulheres respondem menos ao tratamento antiemético do que os homens e a principal razão que leva à redução do efeito dos medicamentos antieméticos nas mulheres é o polimorfismo dos genes que regulam o sistema serotoninérgico. Outro fator considerado como fator de risco para as náuseas e os vómitos é a raça, tendo sido referido que a incidência de náuseas e vómitos associados à quimioterapia entre os doentes asiáticos com cancro é muito superior à dos doentes africanos e caucasianos com cancro (Klosterhalfen *et al.,* 2005).

A idade também desempenha um papel na incidência e na gravidade das náuseas e dos vómitos, uma vez que se verificou que a ocorrência e a gravidade das náuseas e dos vómitos são maiores nos doentes mais jovens do que nos doentes mais velhos (idade superior a 50 anos). Outros factores de risco associados à incidência e à gravidade das náuseas e dos vómitos são a história prévia de náuseas e vómitos com quimioterapia e o consumo de álcool. A incidência e a gravidade são mais elevadas nos doentes com antecedentes de náuseas e vómitos não controlados e nos doentes que não consomem álcool (Cancer care Nova Scotia, 2004/ www.cancercare.ns.ca/).

Principais factores de quimioterapia responsáveis pela incidência e gravidade das náuseas e vómitos

Existem vários factores quimioterapêuticos que desempenham um papel importante na incidência e gravidade das náuseas e vómitos, nomeadamente

1- Potencial emetogénico do medicamento

2- Nível de dosagem

3- Calendário da administração

4- Via de administração

5- História de quimioterapia anterior

6- Taxa de infusão intravenosa (Haggerty, 1999; Oberleitner, 2002; Hesketh, 2001; Hesketh, 2005; Ballatori e Roila, 2005).

De acordo com o potencial emetogénico, os medicamentos de quimioterapia são classificados como graves, elevados, moderados, baixos e muito baixos, dependendo da percentagem de doentes com cancro que desenvolvem náuseas e vómitos. Mesmo com os medicamentos quimioterapêuticos de baixo potencial emetogénico, existe ainda a possibilidade de induzir náuseas e vómitos quando são administradas doses elevadas. Outro exemplo em que o potencial emetogénico é afetado pelas doses de quimioterapia é a cisplatina. Uma dose de cisplatina superior a 50mg/m^2 conduzirá a 100% de ocorrência de emese se não for administrada profilaxia antiemética. A ciclofosfamida é um fármaco moderadamente emetogénico quando a dose utilizada se situa entre 500-750 mg/ m^2 mas é um fármaco altamente emetogénico quando a dose é superior a 1500 mg/ m^2 (Haggerty, 1999; Oberleitner, 2002; Hesketh, 2001; Hesketh, 2005; Ballatori e Roila, 2005). O horário de administração, especialmente quando vários medicamentos são administrados em conjunto, também terá implicações significativas na ação clínica e na toxicidade, ou seja, aumenta ou diminui a toxicidade ou a eficácia. Isto deve-se ao facto de este calendário ter um efeito nas interações farmacocinéticas, bioquímicas e relacionadas com as células, por exemplo, quando a administração de cisplatina precede o paclitaxel, provoca um antagonismo na sua ação, ao passo que, quando a sequência é invertida, provoca um efeito sinérgico e leva a um aumento da toxicidade dos dois fármacos, ou seja, a um aumento da sua mielotoxicidade, do efeito de náuseas e vómitos e de outros efeitos secundários. Estes efeitos devem-se às interações farmacocinéticas dos dois medicamentos (Haggerty, 1999; Oberleitner, 2002; Hesketh, 2001; Hesketh, 2005; Ballatori e Roila, 2005).

É muito importante que haja um bom controlo da emese desde o primeiro ciclo de quimioterapia. Isto deve-se ao facto de os doentes que sofreram emese nas fases iniciais do tratamento de quimioterapia terem uma resposta fraca aos tratamentos antieméticos nos ciclos posteriores. Além disso, a resposta à profilaxia antiemética diminui gradualmente ao longo dos ciclos de quimioterapia e cerca de 30% dos doentes desenvolvem emese no quarto ciclo de quimioterapia. A taxa de administração de quimioterapia é outro fator importante relacionado com a incidência de emese. É o que se verifica com a doxorrubicina, que é um agente emetogénico moderado, mas que se torna menos emetogénico quando administrado por infusão contínua e se torna altamente emetogénico quando administrado a uma taxa mais rápida de dose em bolus (Haggerty, 1999; Oberleitner, 2002; Hesketh, 2001; Hesketh, 2005; Ballatori e Roila, 2005; Scurr *et al.,* 2005).

Booth *et al.,* (2007) realizaram um estudo prospetivo em 143 doentes com cancro da mama no Canadá e referiram que a maioria delas (91%) sofria de cancro da mama em fase inicial. A idade média das doentes era de 51,4 anos, variando entre 24 e 76 anos. As doentes receberam 766 ciclos de quimioterapia (intervalo de 1-6 ciclos; mediana = 3 ciclos) e a principal quimioterapia utilizada foram as antraciclinas. Booth e os seus colegas referiram que a quimioterapia utilizada no tratamento do cancro da mama era uma quimioterapia pouco emetogénica (taxanos, gemcitabina e 5-farouracil) ou uma quimioterapia moderadamente emetogénica (ciclofosfamida e antraciclinas). Nas primeiras 24 horas, muito poucos doentes (10%) apresentaram náuseas e vómitos graves (ou seja, de grau 4), mas na fase de atraso 70% dos doentes desenvolveram náuseas de grau 1 - 3. Ao contrário da maioria dos estudos, este estudo prospetivo centrou-se em todos os 6 ciclos de quimioterapia e indicou que a prevalência de náuseas e vómitos não foi significativamente afetada pela multiplicação dos ciclos de quimioterapia. As diferenças nos graus de náuseas e vómitos, agudos ou tardios, associados à quimioterapia ocorreram no primeiro ciclo. No seu estudo, também se

observou que muito poucos doentes sofriam de náuseas e vómitos graves (ou seja, <
10%). Tal pode dever-se ao facto de a maioria das doentes se encontrar numa fase
inicial do cancro da mama e ter sido tratada com quimioterapia à base de antraciclinas,
que tem um potencial emetogénico moderado, e também ter sido tratada com um
tratamento antiemético eficaz (antagonista NK-1). O principal sintoma observado neste
estudo foi a náusea tardia (70%), o que realça a dificuldade de controlar este sintoma
em comparação com os vómitos.

Bloechl-Daum *et al.* (2006) realizaram um estudo prospetivo, multicêntrico e
multinacional na Dinamarca sobre 298 doentes com cancro tratados com quimioterapia
altamente emetogénica (HEC) e quimioterapia moderadamente emetogénica (MEC).
Os doentes sofriam de diferentes tipos de cancro, mas o cancro da mama e do pulmão
eram os tipos mais comuns. O principal objetivo deste estudo era determinar o impacto
da NVIQ na QV dos doentes. O processo de recolha de dados foi efectuado através do
questionário Functional Living Index - Emesis (FLIE). Os principais resultados deste
estudo foram que a NVIQ continua a afetar negativamente a QV dos doentes com
cancro, especialmente as náuseas, que têm um impacto negativo maior na QV do que
os vómitos. Este estudo mencionou que é muito importante encontrar ou desenvolver
um novo regime antiemético e sugeriu que os estudos devem investigar e examinar a
eficácia da nova diretriz antiemética da ASCO na redução ou prevenção do impacto
negativo da NVIQ na QV dos doentes com cancro.

Cohen *et al.* (2007) realizaram um estudo na Califórnia, EUA, com 151 doentes
com cancro. Cinquenta e cinco por cento eram doentes com cancro da mama, seguidos

de doentes com linfoma, pulmão e outros tipos diferentes de cancro. Os doentes eram de diferentes raças e etnias. Os principais objectivos do seu estudo eram determinar a prevalência de náuseas e vómitos agudos e retardados causados pelo tratamento de quimioterapia e avaliar o seu efeito nos doentes. Os dados foram recolhidos de doentes com cancro que estavam programados para o primeiro ciclo de um novo regime de quimioterapia e a ocorrência de NVIQ foi registada através do preenchimento de um diário e do Functional Living Index-Emesis (ferramenta FLIE). O principal resultado foi que a NVIQ tem um efeito direto na qualidade de vida dos doentes com cancro.

Associação da emese aguda com a emese retardada

As náuseas e os vómitos não são fenómenos independentes, estando ambos estritamente correlacionados entre si, tanto na fase aguda como na fase tardia. Verificou-se que a emese tardia depende principalmente do episódio agudo, pelo que, quando a emese ocorre no primeiro ciclo de administração de quimioterapia (fase aguda), será absolutamente observada na fase tardia. Muitos estudos demonstraram que os doentes com uma boa proteção contra a emese durante o primeiro ciclo de quimioterapia (fase aguda) apresentam uma baixa probabilidade de emese retardada nos ciclos subsequentes (Ballatori e Roila, 2005). A incidência de emese tardia é da ordem dos 50% a 90% nos doentes que têm um mau controlo da emese nos primeiros ciclos de quimioterapia, em comparação com cerca de 10% a 50% nos doentes que têm um bom controlo da emese nos primeiros ciclos (Rubenstein, 2005).

Glaus *et al.* (2004) também realizaram um estudo prospetivo transversal em 249 doentes com cancro de vários centros em Espanha, Alemanha, Áustria e Suíça.

O principal objetivo do seu estudo foi avaliar a incidência de náuseas e vómitos moderados a graves induzidos pela quimioterapia e o seu efeito nas actividades de vida diária dos doentes. Cerca de 78% dos doentes eram mulheres, com uma idade média de 54 anos. Os cancros da mama, do pulmão e do ovário foram os mais predominantes e cada doente foi tratado com 2,0 tipos de agentes de quimioterapia e 2,5 tipos de fármacos antieméticos. Os principais resultados foram que a emese tardia teve a maior incidência (38%) em comparação com a emese aguda. Mesmo nos doentes tratados com um tratamento antiemético adequado, a incidência de emese tardia era ainda elevada. A principal explicação dada foi o facto de os doentes não terem sido tratados de forma optimizada para a emese retardada ou talvez por terem sido tratados com ciclofosfamida. Outra explicação dada foi o facto de o controlo neurológico da emese tardia e aguda ser distintamente diferente um do outro, pelo que o principal controlo do fator de risco para a incidência de emese tardia ainda não é claro.

Schwartzberg, no seu artigo de revisão, referiu que são necessários mais progressos para prevenir e/ou ultrapassar a incidência tardia de náuseas e vómitos, devido ao seu impacto agravante na qualidade de vida dos doentes com cancro e ao aumento do custo do tratamento (Schwartzberg, 2007).

Num artigo, Roila e os seus colegas referiram que as informações sobre os factores de prognóstico relacionados com a incidência e as caraterísticas da emese tardia em doentes com cancro são escassas, especialmente no caso de doentes tratados com quimioterapia moderadamente emetogénica, como a ciclofosfamida, a doxorrubicina, a epirrubicina e a carboplatina. A maior parte dos estudos que procuram o mecanismo de incidência da emese tardia estavam principalmente relacionados com doentes tratados com cisplatina, que é considerada uma quimioterapia altamente emetogénica (Roila, *et al.*, 2002).

Hursti e os seus colegas realizaram um estudo na Suécia sobre 101 doentes com cancro do ovário tratadas com diferentes tipos de medicamentos e regimes de quimioterapia. A idade média das doentes era de 54 anos, com uma variação entre 18 e 76 anos. O principal objetivo do seu estudo era detetar o principal efeito da carga tumoral, de acordo com o seu tamanho, nas náuseas e vómitos agudos e retardados. Os autores referiram que a emese tardia é um dos principais problemas sentidos pelos doentes com cancro. Propuseram também vários factores de risco associados à incidência de náuseas e vómitos retardados, como o edema cerebral, a degradação celular e a perturbação da função intestinal. Insistiram também que a identificação de factores preditivos de náuseas e vómitos retardados ajudará a compreender a sua patogénese e, consequentemente, a otimizar o tratamento antiemético. Os principais resultados do seu estudo foram que a carga tumoral, ou seja, a dimensão do crescimento do cancro, está associada a um aumento da incidência de náuseas e vómitos retardados, especialmente em doentes idosos, uma vez que as náuseas e os vómitos retardados estavam presentes em 70,7% dos doentes com uma grande carga tumoral, em comparação com 46,7% dos doentes com uma carga tumoral baixa. As duas principais explicações para este efeito são: em primeiro lugar, a massa tumoral pode exercer uma pressão mecânica sobre o intestino e, em segundo lugar, o tumor pode, por si só, provocar a libertação espontânea de factores como a prostaglandina e as citocinas, que levam à estimulação das náuseas e dos vómitos através do aumento da libertação de cálcio do osso, o que conduz à hipercalcemia (Hursti *et al.*, 1996). Este ponto do efeito das citocinas na incidência de náuseas e vómitos também foi mencionado por Mantovani e seus colegas, especialmente em fases avançadas de doenças cancerígenas (Mantovani, *et al.,* 1997).

Cohen *et al.* (2007) e Bloechl-Daum *et al.* (2006) mencionaram que cerca de 40-75% dos doentes com cancro, apesar da utilização de tratamento antiemético, incluindo 5HT3, ainda sofriam de NVIQ retardada, que continua a ser uma causa significativa de morbilidade relacionada com a quimioterapia. Além disso, o sucesso do tratamento da náusea e da emese agudas não se verificou nos casos tardios. Gralla et al também mencionaram que a prevenção da emese tardia é tão importante quanto a prevenção da emese aguda causada pela quimioterapia. No entanto, muito poucos relatórios abordaram a ocorrência e o tratamento da emese tardia em doentes com cancro (Cohen *et al.,* 2007; Jakobsen e Herrstedt, 2009; Gralla, *et* al., 1999). O presente estudo centra-se sobretudo nos três regimes de quimioterapia utilizados no tratamento do cancro da mama, que são a ciclofosfamida, a adriamicina e o 5-flurouracil (CAF), a ciclofosfamida, o metotrexato e o 5-flurouracil (CMF) e a ciclofosfamida, a epirrubicina e o 5-flurouracil (CEF). Por conseguinte, a quimioterapia mais emetogénica em todos os regimes é a ciclofosfamida, que se caracteriza por provocar emese com uma considerável

A forma retardada com período de latência no desenvolvimento de emese aguda, além de ter um mecanismo diferente de outros quimioterápicos para provocar vómitos (Hesketh, 2005; Das Gupta *et al.,* 2007). As principais razões para nos centrarmos nestes regimes prendem-se com o facto de, tal como referido por Cohen *et al.* (2007), muitas das novas diretrizes antieméticas produzidas pela ASCO, MASCC e NCCN se centrarem principalmente no tratamento antiemético da emese aguda e retardada causada pela cisplatina, ao passo que há menos consistência na especificação dos antieméticos recomendados para o tratamento ou prevenção da emese retardada causada por antraciclinas, ciclofosfamida, carboplatina e outras combinações (Cohen *et al.*, 2007). Quase todos os ensaios clínicos realizados para prevenir as náuseas e os vómitos retardados foram feitos exclusivamente em doentes que receberam quimioterapia com cisplatina (Kris *et al.*, 2005). Rudd e Andrews (2005) mencionaram que uma proporção significativa de doentes com cancro que receberam CMF e CAF apresentaram emese significativa e necessitaram de medicação de resgate. Bloechl-Daum *et al.* (2006) também mencionaram e obrigam a que estudos futuros investiguem se estas novas diretrizes antieméticas são eficazes para melhorar a qualidade de vida dos doentes com cancro. Um dos objectivos importantes para os oncologistas e clínicos é chegar a um ponto em que haja um controlo total da emese, o que levará a uma melhoria da qualidade de vida dos doentes, reduzindo o período de hospitalização e diminuindo o custo do tratamento (Das Gupta *et al.*, 2007; Gralla, *et al.*, 1999). Gralla et al. indicaram que a investigação adicional para elucidar os factores que previnem a emese é fortemente encorajada porque, atualmente, nem todas as questões relevantes nesta área foram respondidas (Gralla, *et al.*, 1999) e também porque a maioria dos estudos recentes apenas se centrou nos cuidados de fim de vida, ou seja, no alívio ou na redução dos sintomas associados a náuseas, vómitos e vómitos em doentes com cancro avançado (Rhodes e McDaniel, 2001).

Capítulo IV

Tratamento de náuseas e vómitos

O principal objetivo do tratamento antiemético é abolir as náuseas e os vómitos que, nos últimos vinte anos, são considerados como efeitos secundários inevitáveis da quimioterapia. Esta prevenção centra-se em todo o período de risco emético, que é de 4 dias para os doentes que receberam quimioterapia altamente ou moderadamente emetogénica (Navari, 2007; Jordan *et al.*, 2005). Isto pode ser perfeitamente conseguido através da compreensão dos mecanismos destes fármacos antieméticos, isoladamente ou em combinação, de modo a obter o seu máximo benefício (Grunberg e Dugan, 2005). Os tratamentos antieméticos modernos ajudam a prevenir 70%-80% dos problemas de náuseas e vómitos. O tratamento antiemético combinado torna-se o regime padrão utilizado para o controlo das náuseas e dos vómitos causados pela quimioterapia (Grunberg e Dugan, 2005). Os diferentes tipos de tratamento são os seguintes:

1- Antagonistas dos receptores da serotonina *(5-HT3)*

2- Antagonistas dos receptores da dopamina-2

3- Corticosteróides

4- Antagonistas dos recetores da neuroquinina-1

5- Canabinóides

6- Benzodiazepinas (Jordan *et al.*, 2005).

Antagonistas dos receptores da serotonina *(5-HT)$_3$*

Estes agentes são um dos tratamentos antieméticos mais eficazes para as náuseas e os vómitos agudos causados pela quimioterapia, mesmo para as náuseas e os vómitos agudos resultantes de quimioterapia altamente emetogénica como a cisplatina. Bloqueiam seletivamente o recetor 5-HT3 na periferia (fibra aferente vagal visceral) e no cérebro (CTZ) (Jordan *et al.*, 2005; Oberleitner, 2002; Haggerty, 1999). Estes agentes têm caraterísticas específicas, como se descreve a seguir:

1- Deve ser utilizada a dose eficaz mais baixa, uma vez que doses elevadas conduzirão à saturação dos receptores e não conduzirão a qualquer aumento da atividade antiemética.

2- Tanto a via oral como a intravenosa têm uma ação semelhante.

3- A dose única é tão eficaz como os regimes de doses múltiplas.

4- Os efeitos adversos destes agentes são aceitáveis (Jordan *et al.*, 2005).

Os fármacos antagonistas 5-HT3 mais frequentemente utilizados são o dolasetron (Anzemet®), o granisetron (Kytril®) e o ondansetron (Zofran®). Estes três fármacos são semelhantes nos seus efeitos e efeitos secundários. Tanto o ondansetron como o granisetron podem prevenir 50%-60% da emese causada pela quimioterapia altamente emetogénica (i.e., cisplatina). As doses eficazes para este efeito são o dolasetron (I.V= 1,8 mg/ kg, oral= 100 mg, PO= 100 mg), o ondansetron (I.V= 0,15 mg/ kg ou 8-24 mg, PO= 12-24 mg) e o granisetron (I.V= 0,01 mg/ kg ou 1 mg, PO= 2mg) (Kris *et al*, 1985; De Mulder *et al.*, 1990; Hesketh *et al.*, 1996; Cubbedu *et al.*, 1990; Navari *et al.*, 1995; Howland e Mycek, 2006).

De acordo com Billio *et al.* (2010), Saito *et al.* (2009) e Rudolph (2010),

O granisetron, o ondansetron e o palonosetron, quando administrados em combinação com a dexametasona, são muito eficazes e potentes no controlo da NVIQ aguda associada a quimioterapia de potencial altamente emetogénico, ou seja, potencial emetogénico ≥ Nível 4. Mas o ondansetron e o palonosetron mais a dexametasona podem ser mais eficazes do que o granisetron mais a dexametasona no controlo da NVIQ retardada da quimioterapia de potencial altamente emetogénico.

Rubenstein (2005) denotou que os doentes com cancro que foram tratados com ciclofosfamida teriam mais do triplo do risco de incidência de emese aguda em comparação com os que foram tratados com quimioterapia com cisplatina, especificamente quando se utiliza palonosetron ou dolasetron, mas não granisetron, como tratamento antiemético. Rudd e Andrews (2005) também indicaram que a ciclofosfamida é caracterizada pela sua longa latência no início da emese (6 a 12 horas) após a administração. Por outro lado, Hesketh (2005) mencionou um ponto muito crítico: uma minoria significativa de doentes com cancro que recebem quimioterapia, como a carboplatina ou a ciclofosfamida, sofrerá de emese tardia mesmo com a utilização de um tratamento antiemético potente, como o antagonista do recetor 5-HT3. Rudd e Andrews (2005) mencionaram um ponto importante: aproximadamente 30% dos doentes com cancro tratados com cisplatina ou ciclofosfamida sofriam de náuseas e vómitos, mesmo quando eram tratados com ondansetron ou tropisetron. A principal explicação para este facto é a presença de variações na enzima CYP2D6 que os torna metabolizadores rápidos. De acordo com Rubenstein (2005), é necessariamente importante identificar os doentes que continuam a sofrer de náuseas e vómitos significativos, mesmo com a utilização de tratamentos antieméticos potentes, antes de prosseguir a quimioterapia. Isto para acrescentar um tratamento antiemético diferente, com um mecanismo diferente, de modo a aumentar as hipóteses de controlar a emese.

Antagonistas **dos receptores da dopamina-2**

Estes agentes foram os principais agentes da terapêutica antiemética desde a década de 1950 até à década de 1980. No entanto, a sua eficácia como agentes únicos é baixa em comparação com outros agentes. Estes agentes produzem o seu efeito antiemético através do bloqueio dos receptores de dopamina no CTZ e no VC. Esta classe de antieméticos divide-se em butirofenonas (p. ex., droperidol e haloperidol), fenotiazinas (p. ex., proclorperazina) e benzamidas substituídas (p. ex., metoclopramida). A dose convencional de metoclopramida é eficaz no tratamento da emese devida a quimioterapia emetogénica ligeira a moderada. No caso de quimioterapia altamente emetogénica, como a cisplatina, a metoclopramida tem de ser administrada em doses elevadas para produzir o seu efeito antiemético através do antagonismo dos receptores $5HT_3$. As doses elevadas de metoclopramida são de 1-2 mg/ kg, que podem ser administradas 6-8 vezes por dia até uma dose máxima de 12 mg/dia. Os efeitos adversos, especialmente quando se recebem doses elevadas destes agentes, incluem hipotensão ortostática, sintomas extrapiramidais e sedação (ASHP, 1999; Kovac, 2000; Jordan *et al.,* 2005; Ison e Peroutka, 1986).

Corticosteróides

O seu mecanismo de ação como antieméticos ainda não é claro nem totalmente compreendido, mas são considerados como antieméticos seguros e eficazes. Exercem o seu efeito através de um antagonista das prostaglandinas ou de um efeito imunossupressor. Actuam como potenciadores quando utilizados em combinação com outros agentes antieméticos (por exemplo, metoclopramida e ondansetron), aumentando o limiar emético. A dexametasona tem sido amplamente investigada e utilizada no tratamento da emese aguda. Uma dose de 8 mg será eficaz para a quimioterapia moderadamente emetogénica e 20 mg é necessária para a quimioterapia gravemente emetogénica (MASCC, 2004; The Italian Group for Antiemetic Research, 1998; The Italian Group for Antiemetic Research, 2004; Hesketh *et al.,* 1994; Kovac, 2003; Jordan *et al.,* 2005).

Antagonistas dos receptores de neuroquinina-1

Representam uma nova classe de agentes antieméticos. O aprepitant penetra através da barreira hemato-encefálica e bloqueia seletivamente o recetor NK-1. Foi aprovado pela Administração Federal e de Medicamentos dos Estados Unidos (FDA) como um medicamento antiemético oral eficaz, muito eficaz na prevenção da emese aguda e retardada devida a quimioterapia altamente emetogénica (por exemplo, cisplatina ou terapia de base com cisplatina). Vários estudos provaram que o aprepitant aumentava a ação da combinação de dexametasona e 5-HT3 na inibição da emese aguda e retardada, mas especificamente da emese retardada de medicamentos de quimioterapia altamente emetogénicos. No caso de quimioterapia moderadamente emetogénica, muitos estudos demonstraram que a combinação tripla de aprepitant + dexametasona + antagonista dos receptores 5-HT3 apresenta superioridade nas primeiras 24 horas, seguida de aprepitant apenas nos 2 dias seguintes. As diretrizes MASCC e NCCN indicaram a eficácia do aprepitant mais 5-HT3 mais dexametasona para o tratamento de quimioterápicos moderados. As doses adequadas de aprepitant com efeitos secundários aceitáveis são 125 mg por via oral (p.o.) no primeiro dia e 80 mg (p.o.) nos dias 2 e 3. Uma vez que o aprepitant é metabolizado pelo CYP3A4, a dose de dexametasona deve ser reduzida para cerca de 50% quando o aprepitant é co-administrado, de modo a ultrapassar qualquer interação medicamentosa (Jordan *et al.*, 2005; Poli- Bigelli *et al.*, 2003; Herrstedt, 2005).

Canabinóides

A utilidade dos canabinóides é limitada devido aos seus principais efeitos tóxicos, como tonturas, alucinações e disforia. A disforia ocorre especificamente em doentes oncológicos idosos, que representam a maior parte dos doentes com cancro. Estes agentes produzem o seu efeito antiemético actuando diretamente nos receptores de canabinóides que se encontram no tronco cerebral. Mesmo assim, estes agentes são considerados ligeiramente mais eficazes do que os agentes antieméticos convencionais, como a metoclopramida, o haloperidol e a clopramida. Estes agentes são mais úteis em doentes mais jovens do que em doentes com cancro mais velhos, porque provocam menos efeitos secundários eufóricos e disfóricos. Doses na ordem dos 5-10 mg/m2, de 3 em 3-4 horas, por via oral, produzem um efeito útil (Frytak *et al.*, 1979; Jordan *et al.*, 2005; Grunberg e Dugan, 2005; Mannix, 2004).

Benzodiazepinas

São normalmente utilizados como complemento do tratamento antiemético para reduzir a ansiedade devida ao tratamento de quimioterapia e o risco de náuseas e vómitos antecipados. O lorazepam é o preferido para as náuseas e os vómitos antecipatórios. O seu efeito ansiolítico e sedativo é muito útil quando adicionado a uma combinação de tratamentos antieméticos, mas a sua utilização como antiemético único é limitada. A dose de Lorazepam é geralmente de 1 a 2 mg de 6 em 6 horas para administração intravenosa e de 1 a 2 mg de 6 em 6 horas para administração oral

(Jordan *et al.*, 2005; Kris *et al.*, 1985; Kris *et al.*, 1987).

Outros medicamentos

Para além dos fármacos antieméticos, existem outros fármacos que se ligam a outros receptores, ou seja, os receptores H_1 e os receptores colinérgicos muscarínicos (M), que produzem um efeito antiemético modesto, como, por exemplo, o dimenidrinato, a difenidramina, a hidroxizina, a escopolamina e a prometazina. Estes vários fármacos podem ser utilizados no tratamento de náuseas e vómitos relacionados com problemas vestibulares, de movimento, doença hepática, administração de opiáceos e problemas gastrointestinais (livro em papel). Além disso, há relatórios clínicos que mostram que um medicamento antidepressivo como a olanzapina (Zyprexa) é um potente antagonista dos receptores $5-HT_3$ e tem um efeito farmacológico no recetor da dopamina (D_2). Por conseguinte, pode ser utilizado para reduzir ou atenuar a incidência de náuseas em doentes com cancro avançado (Wickham, 2004).

Medidas complementares

Os principais exemplos de medidas complementares são: massagem, modificação da dieta, acupunctura, música e intervenção comportamental, que podem melhorar significativamente a eficácia antiemética. As principais caraterísticas destes tratamentos são não tóxicos, baratos, agradáveis e podem ser facilmente auto-administrados (Wickham, 2004).

Intervenções não farmacológicas

A maioria dos doentes com cancro recorreu a métodos complementares e alternativos (CAM) para reforçar o efeito farmacológico dos tratamentos antitumorais e antieméticos. Além disso, os CAM ajudarão a melhorar a qualidade de vida dos doentes com cancro em fase inicial, mas não em fase avançada, e a reduzir a incidência de náuseas e vómitos antecipatórios. Exemplos de tratamentos não farmacológicos são a acupressão, o gengibre, a hortelã-pimenta, a canela e a camomila (Wickham, 2004).

Avaliação das abordagens terapêuticas

Desde que os antagonistas dos receptores 5-HT3 começaram a ser utilizados como antieméticos para controlar as náuseas e os vómitos induzidos pela quimioterapia e pela radioterapia, o controlo de ambos melhorou, mas o problema das náuseas e dos vómitos continua a existir. No entanto, mesmo quando se utiliza um antagonista dos receptores 5-HT3, todos os doentes com cancro devem considerar o risco de incidência de náuseas e vómitos. Além disso, a avaliação contenciosa por parte do enfermeiro oncológico, por telefone, é muito importante para avaliar a ação farmacológica do medicamento, ou seja, a ação antiemética e os efeitos secundários, especificamente no segundo ou terceiro dia após a administração da quimioterapia. Além da chamada telefónica, um breve diário preenchido pelos doentes com cancro durante vários dias após a administração da quimioterapia é outra forma de avaliar a eficácia do regime antiemético, a reação adversa ao medicamento (RAM) e a qualidade de vida (QV) dos doentes com cancro (Wickham, 2004).

Além disso, a avaliação do enfermeiro oncológico também se centrará na deteção da frequência dos vómitos, do seu conteúdo, da capacidade de beber água e da concentração de urina. A avaliação do conteúdo do vómito ajudará principalmente a detetar a sua etiologia (Wickham, 2004).

Diretrizes Antieméticas para Náuseas e Vómitos Agudos e Posteriores Induzidos por Quimioterapia

As principais diretrizes utilizadas para o tratamento de náuseas e vómitos agudos e retardados são apresentadas no Quadro 2.

Quadro 2: Diretrizes antieméticas para náuseas e vómitos agudos e retardados

Degree of Emetogenicity	Acute Emesis (Day 1)	Delayed Emesis (days 2-5)
High	Dex+NK1+5-HT$_3$	Dex+NK1
Moderate	Dex+NK1+5-HT$_3$ or Dex+5-HT$_3$	Dex alone or 5-HT$_3$ alone or metoclopramide alone or Dex+NK1 or Aprepitant
Low	Dex or 5-HT$_3$ or dopamine receptor antagonist	Non
Minimal	Non	Non

5-HT$_3$ = antagonista dos receptores 5-HT$_3$, Dex= dexametasona, NK1= antagonista dos receptores de neurocininas
(MASCC, 2004; Grunberg e Dugan, 2005; Morrow, 1985).

Náuseas e vómitos agudos após quimioterapia de elevado potencial emético

De acordo com as diretrizes MASCC, a terapia antiemética tripla antagonista dos receptores 5-HT$_3$ + dexametasona + aprepitant é considerada o tratamento de primeira linha. A utilização do antagonista dos receptores 5-HT3 deve ser feita antes da quimioterapia, na dose mais baixa, por via oral ou intravenosa, como dose única ou em combinação com outros agentes (Olver, 2011).

Náuseas e vómitos retardados após quimioterapia de elevado potencial emético

O painel MASCC recomendou a utilização de aprepitant mais dexametasona para prevenir ou paliar as náuseas e/ou vómitos retardados. Mas o ponto mais crítico é que a incidência e a gravidade das náuseas e/ou vómitos retardados estão principalmente associadas ao controlo da emese aguda (Olver, 2011).

Náuseas e vómitos agudos após quimioterapia de potencial emético moderado

Para prevenir ou atenuar a incidência de náuseas e vómitos em doentes com cancro que recebem quimioterapia moderadamente emetogénica, ou seja, quimioterapia não AC (sem adriamicina e ciclofosfamida), as orientações da MASCC recomendam a utilização de uma combinação de antagonista dos receptores 5-HT3 + dexametasona como profilaxia padrão. No entanto, para as mulheres que receberam quimioterapia com AC (regime de quimioterapia que contém Adriamicina e/ou Ciclofosfamida), ou seja, quimioterapia com potencial emético, é preferível utilizar uma combinação de antagonista dos receptores 5-HT3 + dexametasona + antagonista dos receptores NK1 (Olver, 2011).

Náuseas e vómitos retardados após quimioterapia de potencial emético moderado

Para os doentes que receberam quimioterapia sem CA, o tratamento recomendado será o antagonista dos receptores 5-HT3 isolado, ou a dexametasona isolada, ou a metoclopramida isolada. Para os doentes que receberam quimioterapia com AC, o tratamento recomendado será 5-HT3 + dexametasona ou apenas aprepitant (Olver, 2011).

Náuseas e vómitos induzidos por Cisplatina em dias múltiplos

Para os doentes com cancro que sofreram de náuseas e vómitos agudos devido à administração de cisplatina durante vários dias (5 dias). De acordo com o MASCC, o tratamento recomendado será o antagonista dos receptores 5-HT3 e a dexametasona.

No caso de náuseas e vómitos retardados, o tratamento recomendado é a dexametasona (Olver, 2011).

Náuseas e vómitos após quimioterapia de baixo e mínimo potencial emético

De acordo com as diretrizes da MASCC, para os doentes com cancro que não tinham antecedentes de náuseas e/ou vómitos e que foram tratados com um potencial emético baixo ou mínimo, o tratamento recomendado será a dexametasona isolada, ou um antagonista dos receptores 5-HT3 ou um antagonista dos receptores da dopamina para as náuseas e/ou vómitos agudos. No caso das náuseas e/ou vómitos tardios, o MASCC não recomendou qualquer tratamento profilático (Olver, 2011).

Jordan *et al.* (2005) discutiram a utilização do $5\text{-}HT_3$ e da dexametasona e consideraram que a sua utilização desde a década de 1990 levou ao controlo da emese aguda (70%) e da emese retardada (40%) entre os doentes com cancro tratados com quimioterapia altamente emetogénica. A autora e os seus colegas referiram também que o antagonista do recetor NK1 oferecia uma proteção muito eficaz contra as náuseas e os vómitos, especialmente na fase tardia. Para além do NK1, existem outros fármacos antieméticos disponíveis para proteção contra a emese.

Birinder *et al.* (2005) realizaram um estudo prospetivo em Kuala Lumpur para avaliar o tratamento de náuseas e vómitos agudos resultantes da utilização de quimioterapia. Este estudo incluiu 35 doentes que foram entrevistados presencialmente ou por telefone durante cinco dias após o tratamento de quimioterapia. A maioria era do sexo feminino (71,4%), malaio (63%), com cancro da mama e com idades compreendidas entre os 51 e os 60 anos (34,3%). A maioria dos doentes recebeu quimioterapia com potencial emetogénico de nível 4 (80%) e um antiemético préquimioterapia (91%). Os doentes que receberam uma combinação de granisetron e dexametasona durante 5 dias apresentaram uma melhoria das náuseas (50%) e dos vómitos (87,5%) durante a fase aguda e tardia. Os doentes que tomaram a associação de 5 dias de metoclopramida e dexametasona apresentaram uma melhoria inferior (18,5%) no controlo da emese após a quimioterapia. Já os que receberam granisetron oral e dexametasona como pós-quimioterapia apresentaram um controlo de 100% da emese. A conclusão deste estudo foi que existe uma associação significativa entre o nível de emetogenicidade e a frequência da emese.

Em 2006, Abdullah Abdullah Mahjoub realizou um estudo retrospetivo sobre doentes com cancro que receberam tratamento de quimioterapia no Hospital de Penang. O número total de processos de doentes analisados foi de 41. Os objectivos eram determinar a relação entre a NVIQ com as variáveis dos doentes e o nível emetogénico do regime de quimioterapia, bem como avaliar o efeito da NVIQ nas actividades diárias dos doentes. Os resultados deste estudo retrospetivo foram que a incidência de náuseas e vómitos agudos foi superior à do tipo retardado e que a incidência de NVIQ ocorreu mais nos doentes que receberam quimioterapia emetogénica de nível 5. Além disso, todos os doentes que sofreram NVIQ referiram que esta teve um impacto em mais uma das suas actividades diárias. Além disso, este estudo mencionou que existe uma falta de adesão ao protocolo antiemético estabelecido pelo Ministério da Saúde da Malásia (Abdullah, 2006).

Outro estudo observacional prospetivo foi realizado em 2009 por Tajunisah Bt Mohamed Eusoff no Hospital de Penang para avaliar a adesão às diretrizes do Ministério da Saúde da Malásia para a profilaxia de NVIQ aguda e para avaliar o conhecimento dos médicos sobre a disponibilidade das diretrizes e os factores que influenciam a adesão às mesmas. Os principais resultados mostraram que o conhecimento e a experiência foram os principais factores que influenciaram a adesão às diretrizes. Assim, a conclusão deste estudo foi que a adesão às diretrizes antieméticas no Hospital de Penang foi modesta e que tanto os farmacêuticos como os médicos precisam de colaborar e de se desenvolver para melhorar ainda mais a utilização de antieméticos e, em última análise, alcançar um resultado ótimo para o doente (Tajunisah, 2009).

Um estudo observacional prospetivo muito importante foi realizado por Shih *et al.* (2009) em Singapura, entre dezembro de 2006 e dezembro de 2007, em 91 doentes. A mediana das suas idades era de 49 anos (intervalo 31-71) e a maioria era chinesa (82; 90%). Foram tratados com doxorrubicina (60 mg/m^2) em dose intravenosa em bolus e ciclofosfamida (600 mg/m^2) a cada 14 ou 21 dias. Noventa por cento dos doentes receberam um antagonista dos receptores 5-HT$_3$ ou ondansetron (8 mg IV no primeiro dia) seguido de 8 mg por via oral duas vezes por dia nos dias 2-4 após a quimioterapia ou granisetron (3 mg IV no primeiro dia) seguido de 1 mg nos dias 2-4. O corticosteroide utilizado foi a dexametasona intravenosa (8 mg) no primeiro dia e 4 mg por via oral duas vezes por dia nos dias 2-4 e o antagonista dos receptores NK1 (aprepitant) 125 mg no primeiro dia e 80 mg por via oral nos dias 2 e 3. Estes doentes foram seguidos através da utilização de um instrumento diário normalizado. Os principais objectivos do estudo eram avaliar a incidência de náuseas e vómitos em doentes com cancro da mama tratados com doses em bolus de doxorrubicina e ciclofosfamida (regime AC) e também detetar a adesão do farmacêutico clínico às diretrizes antieméticas tardias. Os resultados mostram que 25,3% dos doentes sofreram de vómitos agudos, que foram reduzidos para 16,5% no dia 2 e 8,8% no dia 5. As náuseas agudas foram observadas em 68,1% dos doentes, tendo a incidência mais elevada sido observada no segundo dia de quimioterapia (73,6%) e diminuído gradualmente ao longo dos 3 dias seguintes. A incidência de náuseas graves foi ainda elevada no 3º dia de quimioterapia e afectou 14,3% dos doentes, enquanto que as náuseas tardias foram ainda registadas em 59,3% dos doentes. Um dos principais pontos mencionados por este estudo foi o facto de ser o primeiro estudo a procurar a adesão às diretrizes antieméticas em relação a resultados como as náuseas e os vómitos especificamente entre as doentes com cancro da mama. Foi também considerado o primeiro estudo que envolveu uma população multiétnica, que é muito semelhante à população da Malásia. Além disso, este estudo sublinhou que o farmacêutico clínico deve desempenhar um papel na deteção do tratamento antiemético adequado, do horário, da dosagem e na educação dos doentes sobre os seus efeitos secundários.

Tratamentos anti-eméticos para crianças que recebem quimioterapia

Verificou-se que as diretrizes de tratamento antiemético utilizadas para adultos que sofrem de náuseas e vómitos em resultado de tratamentos de quimioterapia não podem ser utilizadas para crianças que sofrem do mesmo problema. Tal como no caso dos antagonistas dos receptores da dopamina, quando utilizados em crianças, provocam reacções extrapiramidais e não produzem a função farmacológica necessária. No entanto, a utilização de um antagonista dos receptores 5-HT3 e de dexametasona em crianças que receberam quimioterapia emetogénica moderada a grave permite controlar significativamente a emese de forma adequada (Olver, 2004).

Capítulo V

Variações genéticas

Introdução geral

São vários os factores que desempenham um papel na estimulação da via emética, entre os quais a libertação de 5-HT das células enterocromafins para o intestino é considerada o principal. Apesar deste avanço na compreensão do mecanismo da NVIQ, e com a utilização de tratamentos antieméticos eficazes (antagonistas dos receptores 5-HT3), 2030% dos doentes com cancro continuam a sofrer de NVIQ, especialmente náuseas com agentes quimioterapêuticos classificados como fármacos moderadamente ou altamente emetogénicos (Rudd e Andrews, 2005; Trammel *et al.*, 2013). As variações detectadas no controlo da NVIQ dão a ideia de que as mutações genéticas nas subunidades do recetor 5-HT3, as variações genéticas no metabolismo do citocromo P450 (CYP) dos diferentes antagonistas do recetor 5-HT3 e as variações genéticas na administração dos fármacos são os principais factores de risco (Rudd e Andrews, 2005; Trammel *et al.*, 2013).

Citocromo P450 (CYP 450)

Trata-se de uma hemeproteína que é considerada a pedra angular do processo de metabolismo dos fármacos. Quando os profissionais avançados pretendem compreender as consequências do metabolismo dos fármacos, devem, em primeiro lugar, estar cientes do papel do CYP450 no metabolismo dos fármacos. Mesmo o metabolismo dos fármacos pode ocorrer em várias partes do corpo humano, ou seja, no fígado, na parede intestinal, nos pulmões, nos rins e no plasma. Mas o fígado é sempre considerado como a parte principal do metabolismo dos fármacos (fase I, II ou ambas), principalmente pelo sistema enzimático CYP (McDonnel e Dang, 2013).

Por conseguinte, o CYP é o sistema enzimático mais importante relacionado com o metabolismo dos medicamentos. Aproximadamente 65% dos medicamentos comuns utilizados são metabolizados pelas enzimas do citocromo P450 e metade deles são mediados pela subfamília CYP3A (Ruzilawati *et al.*, 2007). A subfamília CYP3A é constituída por 4 membros: CYP3A4, CYP3A5, CYP3A7 e CYP3A47 e representa cerca de 30% do total de CYP no fígado humano. A subfamília mais superior entre os 4 tipos que desempenham o papel principal no metabolismo de mais de 60% de todos os fármacos utilizados no ser humano é a CYP3A4 (Ruzilawati *et al.*, 2007). Os diversos alelos do CYP3A4 na população podem participar na variabilidade interindividual da atividade do CYP3A4 (Ruzilawati *et al.*, 2007).

Variações na resposta aos medicamentos

As variações no metabolismo e na resposta aos fármacos podem estar relacionadas com alterações nas sequências de ADN de genes específicos. Este facto explica principalmente as variações significativas na resposta clínica aos medicamentos administrados entre indivíduos (Preissner *et al.*, 2013; Ahmed *et al.*, 2016). Em resultado disso, muitos dos doentes asmáticos, diabéticos e com cancro não apresentam qualquer resposta aos tratamentos iniciais. Além disso, vários doentes que receberam a mesma dose (dose efectiva) de um medicamento específico apresentam respostas farmacológicas e efeitos secundários diferentes. Por conseguinte, a monitorização de medicamentos controversos é altamente recomendada especificamente durante a utilização de medicamentos prescritos com efeitos secundários críticos conhecidos e/ou índice terapêutico estreito (Ahmed *et al.,* 2016).

A diversidade interindividual no metabolismo dos fármacos é causada por muitos factores, incluindo factores ambientais, factores culturais relacionados com o tipo de dieta, terapia medicamentosa concomitante, bem como factores genéticos. Todas estas variações desempenham um papel importante na alteração das propriedades farmacocinéticas e farmacodinâmicas, do volume de distribuição, da eliminação, da disposição e do efeito clínico de muitos medicamentos (Gross *et al.,* 1999; Ruzilawati *et al.,* 2007). Grande parte desta distinção demonstrou ser causada pela alteração das enzimas do citocromo P450 humano (CYP) (Ruzilawati *et al.,* 2007).

Como as mutações genéticas alteram a ação dos medicamentos antieméticos

No caso dos doentes com cancro, as náuseas e os vómitos podem ser efeitos secundários clinicamente significativos e gravemente incapacitantes da quimioterapia citotóxica (Aapro, 2004). Estes sintomas podem simbolizar um grande desafio terapêutico e, se não forem controlados de forma satisfatória através de tratamento antiemético, limitarão a capacidade ou o desejo do doente de comer e beber, reduzirão consideravelmente a qualidade de vida, ameaçarão o sucesso da terapêutica e resultarão num aumento da mortalidade, da morbilidade e, sobretudo, dos custos dos cuidados de saúde (Aapro, 2004). O tratamento das náuseas e dos vómitos melhorou muito nos últimos anos, com a utilização de antagonistas dos receptores 5-HT3 (serotonina3) (Bloechl-Daum *et al.,* 2006). Estes agentes, em combinação com corticosteróides, têm sido fundamentais para melhorar o controlo dos vómitos nos doentes submetidos a quimioterapia (Bloechl-Daum *et al.,* 2006). Todos os antagonistas dos receptores 5-HT3 são metabolizados pelas enzimas do citocromo P-450: o tropisetron e o dolasetron predominantemente pelo CYP2D6, o ondansetron parcialmente pelo CYP2D6, mas também pelo CYP3A4, CYP2E1 ou CYP1A2, e o granisetron principalmente pelo CYP3A4 (Kaiser *et al.*, 2002). Mesmo assim, existe uma percentagem significativa de doentes com cancro que não respondem bem aos antagonistas dos receptores 5-HT3. A causa mais importante para esta variação individual na resposta aos medicamentos pode ser a diferenciação na biotransformação dos medicamentos por enzimas geneticamente polimórficas, como a subfamília de enzimas do citocromo P-450 hepático (Kaiser *et al.*, 2002).

De acordo com Rais *et al.* (2006), o polimorfismo genético é a principal razão da variação no metabolismo de diferentes medicamentos e produtos químicos ambientais. Foram registados numerosos alelos do CYP3A4 e, uma vez que o CYP3A4 é a principal enzima responsável pelo metabolismo do granisetron, qualquer diferenciação genética entre raças afectará o metabolismo e a disponibilidade do granisetron no organismo (Rais *et al.*, 2006).

O granisetron é um antagonista influente e altamente seletivo dos receptores 5-HT3 que tem pouca ou nenhuma atração por outros receptores 5-HT, ou receptores dopaminérgicos, adrenérgicos, benzodiazepínicos, histamínicos ou opióides. Em contrapartida, outros antagonistas dos receptores 5-HT3 têm afinidades para diversos locais de ligação aos receptores (Bloechl-Daum *et al.*, 2006). Por exemplo, o ondansetron tem uma ligação óbvia aos receptores 5- HT1B, 5-HT1C e μ-opióides. Embora não esteja provado, a ligação destes agentes a subtipos de receptores extra para além do seu recetor alvo pode estar por detrás do perfil de eventos adversos inferior observado com o ondansetron em comparação com o granisetron (Bloechl-Daum *et al.*, 2006).

Kaiser *et al.* (2002), que realizaram um estudo prospetivo em Berlim sobre 270 doentes com cancro (116 homens e 154 mulheres) com idades compreendidas entre os 18 e os 83 anos (idade média de 53,7 anos). O cancro da mama representava 32,5% dos doentes, o cancro do pulmão 15,4%, o linfoma não Hodgkin 14,2%, o mieloma múltiplo 4,9%, o linfoma de Hodgkin 4,9% e os restantes 28,1% sofriam de tumores diversos. Um doente recebeu quimioterapia com potencial emetogénico de nível 1, 55 doentes receberam quimioterapia com potencial emetogénico de nível 2 e 22 doentes receberam quimioterapia com potencial emetogénico de nível 3. A quimioterapia de potencial emetogénico de nível 4 foi administrada a 95 doentes e a quimioterapia de potencial emetogénico de nível 5 foi administrada a 96 doentes. A intensidade das náuseas e dos vómitos foi medida utilizando uma escala visual analógica antes e duas vezes durante a administração da quimioterapia. O principal objetivo do seu estudo era detetar se a eficácia antiemética do ondansetron e do tropisetron depende da alteração (genótipo) do citocromo P-459 2D6 (CYP2D6), ou seja, os metabolizadores rápidos e ultra-rápidos destes medicamentos correm o risco de serem subtratados. A genotipagem do CYP2D6 foi efectuada por reação em cadeia da polimerase - análise do polimorfismo do comprimento dos fragmentos de restrição. Os resultados mostraram que mais de 30% dos doentes eram metabolizadores ultra-rápidos e apresentavam náuseas e vómitos. Este fenómeno de variação genética foi mais pronunciado entre os doentes que receberam tropisetrom do que entre os que receberam ondansetrom. A principal conclusão deste estudo foi que os doentes genotípicos que apresentaram uma ação de metabolização ultra-rápida necessitaram de fármacos antieméticos que não são metabolizados pelo CYP2D6 ou de doses significativamente mais elevadas. Este estudo obriga a que estudos futuros se concentrem em doentes que estejam a receber um tipo específico de esquema quimioterapêutico e um tratamento antiemético, a fim de detetar ou descobrir a ação do tratamento antiemético utilizado e a forma como a alteração do metabolismo antiemético resulta de uma variação étnica ou de uma mutação genética.

Um estudo de revisão foi realizado por Bernard *et al.,* (2006) na Carolina, EUA, que mencionou que a alteração do ADN desempenha um papel importante na depuração dos medicamentos. Esta alteração leva a uma variação interindividual na isozima CYP2D6, que, clinicamente, desempenha um papel importante no metabolismo dos medicamentos. A importância desta alteração ou variação em oncologia deve-se ao facto de o CYP2D6 estar envolvido no metabolismo da maioria dos agentes 5-HT$_3$, exceto o granisetron. Ele e o seu colega mencionaram que é muito importante determinar a alteração genética, uma vez que ajudará os clínicos a evitar interações adversas entre medicamentos e a individualizar o tratamento, de modo a obter os melhores resultados médicos. De acordo com isto, um dos principais objectivos do presente estudo é analisar o efeito da diversidade étnica nos doentes do presente estudo e o seu efeito na ação antiemética.

Ho e Gan (2006) realizaram um estudo de revisão sobre a ação dos antagonistas dos receptores 5-HT3 no tratamento de náuseas e vómitos associados a casos pós-operatórios. Referiram que o dolasetron, granisetron, ondansetron, palonosetron e tropisetron têm mecanismo de ação semelhante mas propriedades farmacocinéticas e farmacodinâmicas diferentes. A alteração do metabolismo está associada a mudanças na duração da ação e na eficácia clínica destes tratamentos. Mencionaram um ponto muito importante: a variação entre os doentes, ou seja, a variação ética e a variação genética, é muito útil para diferenciar entre os doentes responsivos e não responsivos aos tratamentos antieméticos e também é muito importante para o médico individualizar a terapia antiemética dos doentes.

Outro estudo de revisão realizado por Hsu (2010) mencionou que as náuseas e os vómitos são a reação adversa mais perturbadora da quimioterapia. Mencionou também que o antagonista do recetor 5-HT3 é um dos tratamentos mais eficazes para a NVIQ aguda e tardia e para as náuseas e vómitos pós-operatórios (NVPO). Na sua revisão, mencionou que o granisetron (Kytril®), que é um antagonista seletivo dos receptores 5-HT$_3$, é um tratamento potente tanto para os casos de NVIQ como de NVPO. Além disso, não é metabolizado pela enzima CYP2D6 como os outros antagonistas do recetor 5-HT$_3$ (dolasetron, ondansetron, palonosetron e tropisetron), pelo que é uma opção em casos de alteração do metabolismo. Indicou também um ponto muito importante, que é um dos principais objectivos do presente estudo, que é a implementação de futuras diretrizes de tratamento, a fim de obter uma gestão muito eficaz da NVIQ. Isto conduzirá certamente a uma melhoria dos cuidados oncológicos.

Dingle (2004) referiu que os clínicos se aperceberam, durante anos, que existe uma variação na taxa de resposta ao tratamento e nos efeitos secundários apresentados pelos doentes à medicação que lhes foi prescrita. Este tipo de variação é considerado inexplicável, mas ele referiu que as aplicações farmacogenómicas poderiam ser utilizadas para explicar a complexa interação entre a doença e o medicamento. Isto ajudaria muito na seleção do tratamento adequado e na capacidade de prever a toxicidade e a resposta à terapia. Referiu que, atualmente, a farmacogenómica ainda se encontra apenas a nível académico e que o desenvolvimento de um processo de ensaio normalizado para utilização no domínio clínico é o principal desafio para a próxima década.

(Figura 2) Efeito do polimorfismo genético na resposta dos indivíduos aos medicamentos

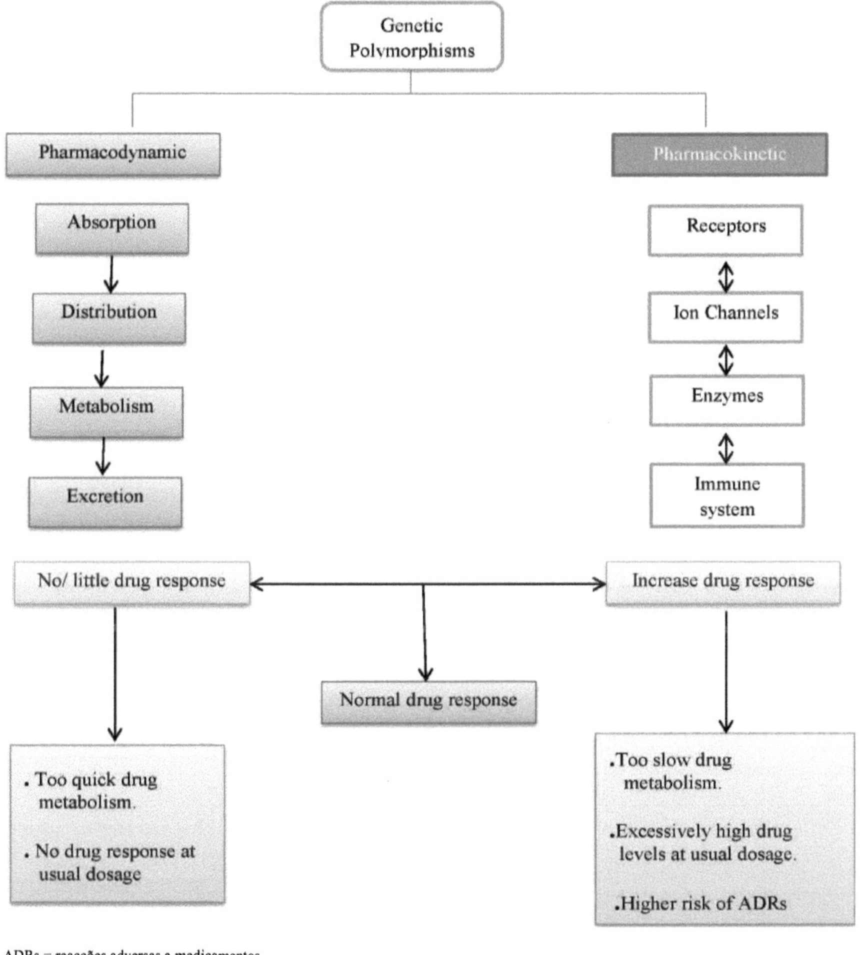

ADRs = reacções adversas a medicamentos

(Ahmed *et al.*, 2016).

Capítulo VI

Radioterapia e emese

A gravidade da emese causada pela radiação depende principalmente da dose total recebida pelo doente com cancro, da dose de radiação por cada fração, do número total de fracções recebidas, do tamanho e do local da área afetada e da exposição a quimioterapia anterior (Olver, 2011). Além disso, a idade do doente com cancro, o sexo, o estado geral de saúde e outros tratamentos utilizados pelo doente também desempenham um papel na gravidade da emese (Olver, 2011).

A maioria dos doentes oncológicos tratados com radioterapia sofre de náuseas e/ou vómitos, dependendo do local de irradiação. Os mecanismos subjacentes às náuseas e vómitos induzidos pela radioterapia são supostamente semelhantes aos mecanismos das náuseas e vómitos induzidos pela quimioterapia (Olver, 2011).

Patogénese

Existem várias dificuldades associadas à gestão da emese associada à radioterapia, principalmente devido ao facto de a patogénese não ser totalmente compreendida. Mas vários estudos assumiram que o mecanismo de emese causado pela radioterapia é quase semelhante ao causado pela quimioterapia (Kirkbride, 2005; Feyer *et al.*,2015). Além disso, o momento e a frequência da incidência de emese após o uso de radioterapia variam em função de vários motivos, como o local da radiação. Por exemplo, aqueles que receberam uma dose única elevada de radiação para a parte superior do corpo, 80% deles sofrerão de náuseas e vómitos dentro de 30-60 minutos após a radioterapia, ou seja, emese aguda. Enquanto que para aqueles que receberão radioterapia fraccionada de corpo total para transplante de medula óssea, 90% deles sofrerão de emese aguda após 30-60 minutos de receberem radioterapia (Kirkbride, 2005).

Também se verificou que 50% dos doentes que receberam radioterapia convencional fraccionada (abdómen superior) sofrerão de emese tardia, ou seja, dentro de 2-3 semanas após o início do tratamento. O mecanismo principal para a incidência deste efeito tardio também será semelhante ao causado pela quimioterapia. Além disso, o controlo completo destas náuseas e vómitos através da utilização de tratamentos antieméticos diminuirá ao longo do tempo, tal como no caso das náuseas e vómitos provocados pela quimioterapia (Kirkbride, 2005).

Doentes com cancro que correm um risco elevado de emese induzida por radiação

Mesmo a incidência de náuseas e/ou vómitos em doentes com cancro tratados com radioterapia não é comum. No entanto, alguns doentes ainda correm o risco de sofrer estes efeitos secundários, sendo a gravidade dos mesmos afetada por vários factores. A tabela seguinte mostra os níveis de emetogenicidade da radioterapia:

Tabela 3: Terapia de Radiação (RT) - Níveis de Emetogenicidade

1- Severe Emetogenic, when 90-100% of the whole body irradiation (Total body irradiation).
2- Moderately-Severe Emetogenic, when 60-90% of the whole body irradiation (either upper half-body irradiation, abdominal-pelvic RT, Upper-abdominal RT, or Mantle RT).
3- Moderately Ememtogenic, when 30-60% of the whole body irradiation (Cranio-spinal RT, Lower half body irradiation).
4- Mildly Emetogenic 10-30% of the whole body irradiation (Pelvis, Thorax, Head and neck)
5- Not Emetogenic 0-10% of the whole body irradiation (Brain in presence of steroids, Breast, Extremities)

(Kirkbride, 2005).

Prevenção e tratamento

Apenas um número limitado de estudos clínicos avaliou a eficácia dos fármacos antieméticos utilizados na prevenção e/ou paliação da incidência de náuseas e vómitos com radioterapia (RT). A maioria dos resultados obtidos por estes estudos clínicos mostrou que a prevenção e/ou o alívio da incidência de náuseas e vómitos é melhor do que a intervenção numa base de necessidade (Feyer *et al.*, 2015). Os principais agentes antieméticos utilizados são:

1- *Antagonista dos receptores 5-HT₃* : Nas últimas duas décadas, este tipo de tratamento tem sido amplamente utilizado para controlar náuseas e vómitos causados pela RT, isoladamente ou em combinação com corticosteróides para pacientes com cancro que receberam um único regime ou regimes fracionados de RT (Feyer *et al.*,2015). Vários estudos clínicos relataram que a utilização de antagonista do recetor 5-HT3 em doentes que receberam irradiação abdominal superior foi significativamente mais eficaz na redução ou paliação de náuseas e vómitos em comparação com metoclopramida, fenotiazinas ou placebo. No que diz respeito aos efeitos secundários do antagonista dos receptores 5-HT3, foram comunicados como ligeiros (dores de cabeça, obstipação, diarreia e fraqueza). Além disso, foi relatado que o antagonista do recetor 5-HT3 pode ajudar a reduzir o efeito colateral da toxicidade aguda da radiação entérica, ou seja, a frequência da diarreia (Feyer *et al.*, 2015).

2- *Corticosteróides*: Devido à sua disponibilidade generalizada, ao seu baixo custo e aos benefícios farmacológicos relatados, têm sido considerados como fármacos antieméticos eficazes. O mecanismo através do qual a RT causa náuseas e/ou vómitos ainda não foi compreendido. No entanto, pode estar relacionado com a inflamação causada pela TR nos tecidos locais. Por conseguinte, a ação anti-inflamatória dos corticosteróides pode ser considerada como o principal mecanismo através do qual irão prevenir ou paliar a incidência de náuseas e vómitos em doentes com cancro que receberam RT (Chu et al 2014, Feyer *et al.*,2015).

3- *Inibidores dos receptores de neuroquinina-1 (NK-1)*. Apesar de o papel dos antagonistas dos receptores NK-1 no tratamento de náuseas e/ou vómitos em doentes com cancro tratados com quimioterapia estar bem estudado. Mas seu papel especificamente (aprepitant, fosaprepitant ou o mais novo antagonista do recetor NKl) como antiemético entre pacientes com câncer tratados com RT ainda não está bem estudado (Feyer *et al.*, 2015; Chu *et al.*, 2014). Verificou-se que uma combinação de um 5-HT$_3$ e de um antagonista do recetor NKl é muito eficaz em doentes de alto risco. Um pequeno ensaio clínico (n=59 doentes com cancro) provou que uma combinação de taquicinina (antagonista dos receptores NKl), mais um antagonista dos receptores 5-HT$_3$ e dexametasona é mais eficaz na prevenção de náuseas agudas e retardadas causadas pela RT simultânea, em comparação com o tratamento antiemético padrão (Feyer *et al.*,2015; Chu *et al.*, 2014).

4- *Outros agentes*: alguns medicamentos antieméticos como a proclorperazina, A metoclopramida e os canabinóides, considerados não específicos e menos eficazes como tratamentos antieméticos na prevenção de náuseas e/ou vómitos causados pela RT, em comparação com outros agentes. Este ponto foi comprovado no estudo de meta-análise realizado por Salvo e seus colegas, que provaram a superioridade do antagonista do recetor 5-HT₃ em relação ao placebo, à metoclopramida e a vários outros agentes (Salvo *et al.*, 2012; Feyer *et al.*,2015).

Duração da terapia

No que diz respeito aos doentes com cancro tratados com uma grande dose única de RT (ou seja, terapia de meio corpo), geralmente a emese é detectada após uma hora, e a terapia antiemética será necessária apenas durante 48 a 72 horas. No entanto, a duração adequada da terapia antiemética para doentes com cancro que receberam radioterapia fraccionada ainda não é clara. Foram publicados dois ensaios aleatórios e relatórios que mencionam que a eficácia do antagonista do recetor 5-HT3 administrado a doentes com cancro que receberam RT até 5 semanas, ou seja, RT fraccionada, não foi significativamente eficaz como quando utilizado para uma única fração de RT (Kirkbride, 2005).

Diretrizes e gestão de doentes com cancro

Diretrizes de tratamento antiemético de acordo com o Potencial Emetogénico da RT: Orientações da Associação Multinacional de Cuidados de Suporte no Cancro (MASCC) e da Sociedade Americana de Oncologia Clínica (ASCO) (Quadro 4).

Quadro 4: Emese induzida por radiação e diretrizes de tratamento

Emetogenicity	Treatment Field	MASCC	ASCO
Low	Cranium, Head and neck, Lower thorax region, Pelvis.	Treatment will be either dopamine or 5-HT_3 antagonist PO.	Treatment will be either dopamine or 5-HT_3 antagonist.
Moderate	Abdomen, Craniospinal Lower, hemibody.	Treatment will be 5-HT_3 antagonist ± PO dexamethasone.	Treatment will be either dopamine receptor antagonist or 5-HT_3 antagonist.
High	Upper hemibody	Treatment will be 5-HT_3 antagonist PO/IV ± dexamethasone.	Treatment will be either dopamine receptor anatagonist or 5-HT_3 antagonist.

(Kirkbride, 2005).

Conclusão

É importante que nos concentremos mais na avaliação das diretrizes de tratamento antiemético e que detectemos se há algum(ns) ponto(s) defeituoso(s) nessas diretrizes.

Além disso, cada nação é obrigada a criar as suas próprias diretrizes de tratamento antiemético com base nas suas variações genéticas.

Além disso, é muito importante reduzir ou atenuar o efeito negativo da NVIQ aguda e tardia na qualidade de vida dos doentes com cancro.

Além disso, a deteção do grupo de doentes que apresentam polimorfismo genético é muito importante, uma vez que, desta forma, podemos geri-los com diferentes tipos de tratamento antiemético.

Referências

AAPRO, M. (2004) Granisetron: Uma atualização da sua utilização clínica no tratamento de náuseas e vómitos. *The Oncologist,* 9, 673-686.

ABDULLAH, A. M. (2006) Chemotherapy induced nausea and vomiting (CINV) among cancer patients in Pulau Pinang hospital and its impact on patients daily activities. *Departamento de farmácia clínica.* Penang, Universiti Sains Malaysia (USM).

ABRAMS, A. C. (2001) Drugs used in oncologic disorders. IN REPCHINSKY, C. (Ed.) *Clinical Drug Therapy.* 36 ed., Ontário, Canadian Pharmacists Association. Ontário, Associação Canadiana de Farmacêuticos.

AHMED, S., ZHOU, Z., JIE ZHOU, J., CHEN, SQ. (2016) Farmacogenómica de Enzimas e Transportadores Metabolizadores de Drogas: Relevância para a Medicina de Precisão. Genómica Proteómica Bioinformática. 14, 298-313.

ANTONARAKIS, E. S., & HAIN, R.D.W. (2004) Náuseas e vómitos associados à quimioterapia do cancro: gestão de medicamentos na teoria e na prática. *Arch Dis Child,* 89, 877-880.

ASHP (1999) ASHP therapeutic guidelines on the pharmacologic management of nausea and vomiting in adult and pediatric patients receiving chemotherapy radiation therapy or undergoing surgery. *Am J Health-Syst Pharm,* 56, 729764.

BALLATORI, E., & ROILA, F. (2005) Methodological issues in the assessment of nausea and vomiting. IN HESKETH, P. J. (Ed.) *Management of nausea and vomiting in cancer and cancer treatment* Mississauga, Jones and Bartlett.

BARTLETT, N., & KOCZWARA, B. (2002) Revisão: Controlo de náuseas e vómitos após quimioterapia: qual é a evidência? . *Internal Medicine Journal,* 32, 401-407.

BARTLETT, N., & KOCZWARA, B. (2002) Revisão: Controlo de náuseas e vómitos após quimioterapia: qual é a evidência? . *Internal Medicine Journal,* 32, 401-407.

BECKLEY, M. L. (2005) Management of postoperative nausea and vomiting: the case for symptomatic treatment. *Journal of Oral & Maxillofacial Surgery,* 63, 1528-1530.

BERNARD, S., NEVILLE K.A., NGUYEN A.T., & FLOCKHARTB D.A. (2006) Interethnic Differences in Genetic Polymorphisms of CYP2D6 in the U.S. Population: Clinical Implications. *The Oncologist,* 11, 126-135.

BILLIO, A., MORELLO, E.,   & CLARKE, M.J. (2010) Serotonin recetor antagonistas para quimioterapia altamente emetogénica em adultos. *Cochrane Database Syst Rev.* 20, CD006272.

BIRINDER, K., ADLIAH M.A. F, I. (2005) GESTÃO DE NÁUSEAS E VÓMITOS INDUZIDOS POR QUIMIOTERAPIA (CINV) EM DOENTES ADULTOS QUE RECEBEM AGENTES DE QUIMIOTERAPIA ALTAMENTE EMETOGÉNICOS. *Jornal Malaio de Ciências Farmacêuticas,* 3, 45-46.

BLOECHL-DAUM, B., DEUSON, R.R., MAVROS, P., HANSEN, M.,   & HERRSTEDT, J. (2006) Delayed Nausea and Vomiting Continue to Reduce Patients' Quality of Life After Highly and Moderately Emetogenic Chemotherapy Despite Antiemetic Treatment. *Journal of Clinical oncology,* 24, 4472-4478.

BOOTH, C. M., CLEMONS, M., DRANITSARIS, G., JOY, A., YOUNG, S., CALLAGHAN, W., TRUDEAU, M.,   & PETRELLA, T. (2007) Náuseas e vómitos induzidos pela quimioterapia em doentes com cancro da mama: Um estudo observacional prospetivo. *JORNAL DE ONCOLOGIA DE APOIO,* 5, 374-380.

CANCER CARE NOVA SCOTIA (2004) Guidelines for the management of nausea and vomiting in cancer patients. IN CANCER CARE (Ed. Nova Scotia Cancer care.

CARSON-DEWITT, R. (2002) Cancer. IN LONGE, J. L. (Ed.) *The gale encyclopedia of medicine* Farmington Hills, Gale Group.

CHU CC., HSING CH., SHIEH JP., CHIEN CC., HO CM., E WANG JJ. (2014). Os mecanismos celulares da ação antiemética da dexametasona e dos glucocorticóides relacionados contra o vómito. European Journal of Pharmacology 722 (2014) 48-54.

COATES, A., ABRAHAM, S., KAYE, S. B. (1983) On the receiving end - perceção do doente sobre os efeitos secundários da quimioterapia contra o cancro. *European journal of cancer & clinical oncology,* 19, 203-208.

COHEN, L., DE MOOR, C.A., EISENBERG, P., MING, E.E., & HU, H. (2007) Chemotherapy-induced nausea and vomiting-incidence and impact on patient quality of life at community oncology settings. *Support Care Cancer,* 15, 497-503.

CUBEDDU, L. X., HOFFMANN, I.S., & FUENMAYOR, N.T. (1990) Efficacy of ondansetron (GR38032F) and the role of serotonin in cisplatin-induced nausea and vomiting. *N Engal J Med,* 322, 810-816.

DAS GUPTA, K., HOSSAIN, A.K.M. M., JAIGIRDAR, A.R., UDDIN, B., CHOUDHURY, T., & SAHA, D.R. (2007) Effects of ondansetron alone and in combination with domperidone in the prevention of chemotherapy- induced nausea and vomiting in breast cancer patients. *Bangladesh J Pharmacol,* 2, 13-19.

DE MULDER, P. H. M., SEYNAEVE, C., & VERMORKE, J.B. (1990) Ondansetron comparado com metoclopramida em dose elevada na profilaxia de náuseas e vómitos agudos e retardados induzidos pela cisplatina. *Ann Intern Med,* 113, 834-840.

DINGLE, B. (2004) Pharmacogenomics in Oncology Emerging insights into the impact of genetic variability on cancer care. *Parkhurst,* 3, 8-11.

DOLAN, S. (2005) Electrolyte abnormalities IN BRIGHTON, D., & WOOD, M. (Ed.) *The royal marsden hospital handbook of cancer chemotherapy* Churchill Livingstone Elsevier.

FEYER P., JAHN F., E JORDAN K. (2015). Manejo profilático de náuseas e vômitos induzidos por radiação. BioMed Research International. 2015, 1-8.

FRYTAK, S., MOERTEL, C.G., & O'FALLON, J.R. (1979) Delta-9-tetrahidrocanabinol como antiemético para pacientes que recebem quimioterapia contra o cancro. *Ann Intern Med,* 91, 825-830.

GLAUS, A., KNIPPING, C., MORANT, R., BOHME, C., LEBERT, B., BELDERMANN, F., GLAWOGGER, B., ORTEGA, P. F., HUSLER, A., & DEUSON, R. (2004) Chemotherapy-induced nausea and vomiting in routine practice: a European perspective. *Support Care Cancer,* 12, 708-715.

GRALLA, R. J., OSOBA, D., KRIS, M.G., KIRKBRIDE, P., HESKETH, P.J., CHINNERY, L.W., CLARK-SNOW, R., GILL, D.P., GROSHEN, S., GRUNBERG, S., KOELLER, J.M., MORROW, G.R., PEREZ, E.A., SILBER, J.H., AND DAVID G (1999) Recommendations for the Use of Antiemetics: Evidence-Based, Clinical Practice Guidelines. *Journal of Clinical Oncology,* 17, 2971-2994.

GROSS, S. A., BRIDGE, S., & SHENFIELD, G.M. (1999) Pharmacokinetic of tolbutamide in ethnic Chinese. *Journal of Clinical Pharmacology* 47, 151156.

GRUNBERG, S. M., & DUGAN, M. (2005) Integrated therapy of nause and vomiting. IN HESKETH, P. J. (Ed.) *Management of nausea and vomiting in cancer and cancer treatment.* Mississauga, Jones and Bartlett.

GRUNBERG, S. M., & HESKETH, P.J (1993) Control of chemotherapy-induced emesis *N Engl J Med,* 329, 1790-1796.

HAGGERTY, M. (1999) Nausea and Vomiting. IN DONNA, O., CHRISTINE, J. & KAREN, B. (Ed.) *The gale encyclopedia of medicine.* Farmington Hills, Gale Research, An International Thomson company.

HANSEN PH, PALSHOF J, and HERRSTEDT J. (2013) Nausea and Vomiting. IN Sonis S T & Keefe D M. (Ed.) *Pathobiology of cancer regimen-related toxicities.* Springer.

HENRY, L. (2005) Malnutrition. IN BRIGHTON, D., & WOOD, M. (Ed.) *The Royal Marsden Hospital Handbook of Cancer Chemotherapy.* Churchill Livingstone Elsevier.

HERRSTEDT, J. (2005) Substance P antagonists IN HESKETH, P. J. (Ed.) *Management of nausea and vomiting in cancer and cancer treatment.* Mississauga, Jones and Bartlett.

HESKETH, P. J. (2000) Revisão comparativa dos antagonistas dos receptores 5-HT3 no tratamento de náuseas e vómitos agudos induzidos pela quimioterapia. *Cancer Invest,* 18, 163-173.

HESKETH, P. J. (2001) Potential role of the NK1 recetor antagonists in chemotherapy-induced nausea and vomiting. *Supportive Care in Cancer,* 9, 350-354.

HESKETH, P. J. (2005) Management of nausea and vomiting in cancer treatment: introduction, scope of the problem. IN HESKETH, P. J. (Ed.) *Management of nausea and vomiting in cancer and cancer treatment* Mississauge, Jones and Bartlett.

HESKETH, P. J., HARVEY, W.H., & HARKER, W.G. (1994) A randomized double-blind comparison of intravenous ondansetron alone and in combination with intravenous dexamethasone in the prevention of high-dose cisplatin-induced emesis. *Journal of Clinical Oncology,* 12, 596-600.

HESKETH, P. J., VAN BELLE, S., AAPRO, M. (2003) Differential involvement of neurotransmitters through the time course of cisplatin-induced emesis as revealed by therapy with specific recetor antagonists *European journal of cancer & clinical oncology,* 39, 1074-1080.

HESKETH, P., NAVARI, R., & GROTE, T. (1996) Double-blind, randomized comparison of the antiemetic efficacy of intravenous dolasetron mesylate and intravenous ondansetron in the prevention of acute cisplatin-induced emesis in patients with cancer *Journal of Clinical Oncology,* 14, 2242-2249.

HO, K.-Y., & GAN, T.J. (2006) Pharmacology, pharmacogenetics, and clinical efficacy of 5-hydroxytryptamine type 3 recetor antagonists for postoperative nausea and vomiting. *Current Opinion in Anaesthesiology,* 19, 606-611.

HOWLAND, R. D., & MYCEK, M. J. (2006) *Gastrointestinal and antiemetic drugs,* Philadelphia, Lippincott Williams & Wilkins.

HSU, E. S. (2010) A Review of Granisetron, 5-Hydroxytryptamine3 Recetor Antagonists, and Other Antiemetics. *American Journal of Therapeutics,* 17, 476-486.

HURSTI, T. J., AVALL-LUNDQVIST, E., BORJESON, S., FREDRIKSON, M., FURST, C.J., STEINECK, G., & PETERSON, C. (1996) Impact of tumor burden on chemotherapy-induced nausea and vomiting. *Britsh Journal of Cancer,* 74, 1114-1119.

ISON, P. J., & PEROUTKA, S.J. (1986) Estudos de ligação aos receptores de neurotransmissores prevêem uma eficácia antiemética e efeitos secundários. *Cancer treat rep,* 70, 637641.

JORDAN, K., KASPER, C., & SCHOMLL, H-J. (2005) Chemotherapy-induced nausea and vomiting: current and new standards in the antiemetic prophylaxis and treatment. *European Journal of Cancer* 41, 199-205.

KAISER, R., SEZER, O., PAPIES, A., BAUER, S., SCHELENZ, C., TREMBLAY, P.-B., POSSINGER, K., & ROOTS, I., & BROCKMOLLER, J. (2002) Patient-Tailored Antiemetic Treatment With 5-Hydroxytryptamine Type 3 Recetor Antagonists According to Cytochrome P-4502D6 Genótipos. *Jornal de Oncologia Clínica,* 20, 2805-2811.

KELLAND, L. R. (2005) Cancer cell biology, drug action and resistance. IN BRIGHTON, D., & WOOD, M. (Ed.) *The Royal Marsden Hospital Handbook of Cancer Chemotherapy* Londres, Elsevier / Churchill Livingstone.

KIRKBRIDE, P. (2005) Radiation Therapy-Induced Emesis. IN: HESKETH, PJ. (Ed.) *Management of Nausea and Vomiting in Cancer and Cancer Treatment.* Jones and Bartlett Publishers. Londres. REINO UNIDO.

KLOSTERHALFEN, S., KELLERMANN, S., PAN, F., STOCKHORST, U., HALL, G., & ENCK, P. (2005) Effects of ethnicity and gender on motion sickness susceptibility. *Aviation, Space, and Environmental Medicine,* 76, 1051-1057.

KODA-KIMBLE, L. Y. Y., WAYNE, A., KRADJAN, B.J.G., BRAIN, K.A. & ROBIN, L.C. (2002) Applied therapeutics the clinical use of drugs. IN TROY, D. (Ed.) *Hand book of applied therapeutics.* Philadelphia, Lippincott Williams & Wilkins.

KOVAC, A. L. (2000) Prevention and treatment of postoperative nausea and vomiting. *Drogas,* 59, 213-243.

KRIS, M. G., GRALLA, R.J., & CLARK, R.A. (1985) Incidence, course and severity of delayed nausea and vomiting following the administration of high-dose cisplatin. *Journal of clinical oncology,* 3, 1379-1384.

KRIS, M. G., GRALLA, R.J., & CLARK, R.A. (1985) Incidence, course and severity of delayed nausea and vomiting following the administration of high-dose cisplatin. *Journal of clinical oncology,* 3, 1379-1384.

KRIS, M. G., GRALLA, R.J., & CLARK, R.A. (1987) Controlo antiemético e prevenção dos efeitos secundários da terapia anticancerígena com lorazepam ou difenidramina quando utilizados em combinação com metoclopramida e dexametasona. Um ensaio aleatório em dupla ocultação. *Cancro* 11, 2816-2822.

LEBOURGEOIS, J. P., MCKENNA, C. J., COSTER, B. (1999) Efficacy of an ondansetron orally disintegrating tablet: Uma nova formulação oral deste antagonista do receptor 5-HT3 no tratamento de náuseas e emese induzidas por radioterapia fraccionada. *Clinical Oncology,* 11, 340-347.

MANNIX, K. A. (2004) Palliation of nausea and vomiting. IN DOYLE, D., HANKS, G., CHERNY, N., & CALMANN, K. (Ed.) *Oxford textbook of palliative medicine.* Oxford, Oxford University Press.

MANTOVANI, G., MACCIBO, A., ESU, S., LAI, P., SANTONA, M.C., MASSA, E., DESSI, D., MELIS, G.B., & DEL GIACCO, G.S. (1997) Medroxyprogesterone Acetate Reduces the In V&o Production of Cytokines and Serotonin Involved in Anorexia/cachexia and Emesis by Peripheral Blood Mononuclear Cells of Cancer Patients. *Jornal Europeu do Cancro* 33, 602-607.

MARKMAN, M. (2002) Principles of cancer screening (Princípios do rastreio do cancro). IN AZIZ, K., & WU, G.Y. (Ed.) *Cancer screening A practical guide for physicians* New Jersey, Humana Press.

MCDONNEL AM., E DANG CH. (2013). Revisão básica do sistema do citocromo P450. J Adv Pract Oncol. 2013 Jul-Ago; 4,(4), 263-268

MITCHELL, E. P., & SCHEIN, P.S. (1984) Gastrointestinal toxicity of agentes terapêuticos. IN PERRY, M. C., & YARBRO, J.W. (Ed.) *Toxicity of chemotherapy.* Orlando, Grune & Stratton.

MOLASSIOTIS, A., & BORJESON, S. (2006) Náuseas e vómitos IN KEARNEY, N., & RICHARDSON, A. (Ed.) *Nursing patients with cancer/ principles and practice* Philadelphia Churchill livingstone.

MORROW, G. R., HICKOK, J.T., ROSCORE, J.A., & MATTESON, S. (2005) A biobehavioral perspective of nausea and emesis IN HESKETH, P. J. (Ed.) *Management of nausea and vomiting in cancer and cancer treatment.* Mississauga, Jones and Barlett.

MULTINATIONAL ASSOCIATION FOR SUPPORTIVE CARE IN CANCER (MASCC) (2004) Consensus Conference on antiemtic therapy IN MULTINATIONAL ASSOCIATION FOR SUPPORTIVE CARE IN CANCER (Ed. Perugia, http://www.mascc.org.

NAVARI, R. M. (2007) Overviewof theupdatedantiemeticguidelinesfor náuseas e vómitos induzidos pela quimioterapia. *Community Oncology,* 4, 3-11.

NAVARI, R. M. (2007) Overviewof theupdatedantiemeticguidelinesfor náuseas e vómitos induzidos pela quimioterapia. *Community Oncology,* 4, 3-11.

OBERLEITNER, M. G. (2002) Nausea and Vomiting IN ELLEN, T. (Ed.) *The gale encyclopedia of cancer.* Detroit, Grupo Gale.

OLVER IN. (2011) Nausea and Vomiting. IN Olver IN (Ed.) *The MASCC Textbook of Cancer Supportive Care and Survivorship.* Springer.

OSOBA, D., ZEE, B., WARR, D., LATREILLE, J., KAIZER, L., & PATER, J. (1997) Effect of postchemotherapy nausea and vomiting on health-related quality of life. *Support Care Cancer,* 5, 307-313.

PREISSNER SC., HOFFMANN, MF., PREISSNER, R., DUNKEL, M., GEWIESS , A., PREISSNER, S. (2013). Enzimas polimórficas do citocromo P450 (CYPs) e seu papel na terapia personalizada. PLOS ONE, 8, (12) 1-12.

POLI-BIGELLI, S., RODRIGUES-PEREIRA, J., & CARIDES, A.D. (2003) Para o grupo de estudo Aprepitant protocolo 054. A adição do antagonista dos receptores da neuroquinina-1 Aprepitant à terapia antiemética padrão melhora o controlo das náuseas e vómitos induzidos pela quimioterapia: resultados de um ensaio aleatório, em dupla ocultação, controlado por placebo na América Latina. *Cancer* 97, 3090-3098.

RAIS, N., CHAWLA, Y.K., & KOHLI, K.K. (2006) Fenótipos e genótipos do CYP3A no norte da Índia. *Jornal Europeu de Farmacologia Clínica* 62, 417-422.

RHODES, V. A., & MCDANIEL, R. W. (2001) Nausea, Vomiting, and Retching: Complex Problems in Palliative Care. *A Cancer Journal for Clinicians,* 51, 232-248.

RIZZO, T., & CLOOS, R., (2002) Chemotherapy. IN THACKERY, E. (Ed.) *The Gale Encyclopedia of Cancer* Detroit, Gale Group.

ROILA, F., DONATI, D., TAMBERI, S., & MARGUTTI, G. (2002) Delayed emesis: incidence, pattern, prognostic factors and optimal treatment. *Support Care Cancer,* 10, 88-95.

RUBENSTEIN, E. (2005) The role of prognostic factors in chemotherapy induced nausea and vomiting IN HESKETH, P. J. (Ed.) *Management of nausea and vomiting in cancer and cancer treatment.* Mississauga, Jones and Bartlett.

RUDD, J. A., & ANDREWS, P.L.R. (2005) Mechanisms of acute, delayed and anticipatory emesis induced by anticancer therapies IN HESKETH, P. J. (Ed.) *Management of nausea and vomiting in cancer and cancer treatment* Mississauge, Jones and Bartlett.

RUDD, J. A., & ANDREWS, P.L.R. (2005) Mechanisms of acute, delayed and anticipatory emesis induced by anticancer therapies IN HESKETH, P. J. (Ed.) *Management of nausea and vomiting in cancer and cancer treatment* Mississauge, Jones and Bartlett.

RUDOLPH, N. (2010) Current Treatment Options for Managing Chemotherapy-Induced Nausea and Vomiting (CINV). South Bend, HCP Live.com,.

RUZILAWATI, A. B., MOHD SUHAIMI, A.W., & GAN, S.H. (2007) Polimorfismos genéticos do CYP3A4: o alelo CYP3A4*18 foi encontrado em cinco indivíduos saudáveis da Malásia. *Clinica Chimica Ata,* 383, 158-162.

SAITO, M., AOGI, K., SEKINE, I., YOSHIZAWA, H., YANAGITA, Y., SAKAI, H., INOUE, K., KITAGAWA, C., OGURA, T., & MITSUHASHI, S. (2009) Palonosetron plus dexamethasone versus granisetron plus dexamethasone for prevention of nausea and vomiting during chemotherapy: a double-blind, double-dummy, randomised, comparative phase III trial. *Lancet Oncol,* 10, 115-124.

SALVO, N., DOBLE, B., KHAN L, AMIRTHEVASAR G, DENNIS K, PASETKA M, DEANGELIS C, TSAO M, CHOW E., "Prophylaxis of radiationinduced nausea and vomiting using 5-hydroxytryptamine-3 serotonin recetor antagonists: a systematic review of randomized trials," *International Journal of Radiation Oncology Biology Physics,* vol. 82, no. 1, pp. 408-417, 2012.

SCHWARTZBERG, L. S. (2007) Chemotherapy-Induced Nausea and Vomiting:

Perspectivas do clínico e do doente. *Supportive Oncology* 5, 5-12.

SCURR, M., JUDSON, I., & ROOT, T. (2005) Combination chemotherapy and chemotherapy principles. IN BRIGHTON, D., & WOOD, M. (Ed.) *The Royal Marsden Hospital Handbook of Cancer Chemotherapy.* Londres, Elsevier / Churchill Livingstone.

SHIH, V., WAN, H.S., & CHAN, A. (2009) Clinical Predictors of Chemotherapy-Induced Nausea and Vomiting in Breast Cancer Patients Receiving Adjuvant Doxorubicin and Cyclophosphamide. *The Annals of Pharmacotherapy,* 43, 1-9.

SITAMVARAM, R. (2005) Gastrointestinal effects IN BRIGHTON, D.,   & WOOD, M. (Ed.) *The royal marsden hospital handbook of cancer chemotherapy* Churchill Livingstone Elsevier.

STEPHENS, M. (2005) Nausea and vomiting. IN BRIGHTON, D., & WOOD, M. (Ed.) *The royal marsden hospital handbook of cancer chemotherapy* Churchill Livingstone, Elsevier.

TAJUNISAH, M. E. (2009) ADESÃO ÀS DIRECTRIZES E PERCEPÇÃO DOS MÉDICOS SOBRE A GESTÃO DE NÁUSEAS E VÓMITOS INDUZIDOS POR QUIMIOTERAPIA NO HOSPITAL PULAU PINANG. *Departamento de farmácia clínica.* Penang, Universiti Sains Malaysia (USM).

THE ITALIAN GROUP FOR ANTIEMETIC RESEARCH (1998) Double-blind, dosefinding study of four intravenous doses of dexamethasone in the prevention of cisplatin-induced acute emesis. *J Clin Oncol,* 16, 2937-2942.

THE ITALIAN GROUP FOR ANTIEMETIC RESEARCH (2004) Randomized, Double-blind, dose-finding study of dexamethasone in preventing acute emesis induced by anthracyclines, carboplatin, or cyclophosphamide. *J Clin Oncol,* 22, 725-729.

TRAMMEL, M., ROEDERER, M., PATEL, J., E MCLEOD, H. A farmacogenómica explica a variabilidade no controlo de náuseas e vómitos agudos induzidos por quimioterapia com antagonistas dos receptores de 5-hidroxitriptamina de tipo 3? Curr Oncol Rep. 2013 junho; 15(3): 276-285.

WARR, D. G. (2008) Chemotherapy- and cancer-related nausea and vomiting. *ONCOLOGIA ACTUAL,* 15, 4-9.

WEIR-HUGHES, D. (2005) Prefácio. IN BRIGHTON, D., & WOOD, M., (Ed.) *The Royal Marsden Hospital Handbook of Cancer Chemotherapy.* Londres, Elsevier / Churchill Livingstone.

WICKHAM R. (2004) Nausea and vomiting. IN YARBRO CH, FROGGE MH, GOODMAN M. (Ed.) *Cancer symptom management.* Jones & Bartlett Learning.

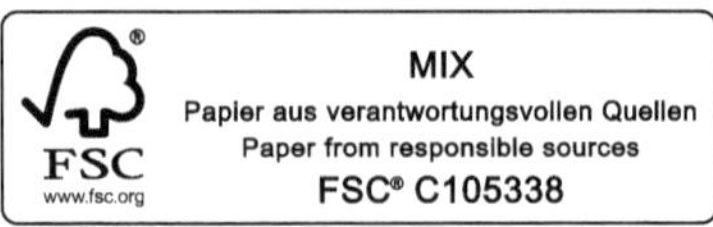

Printed by Books on Demand GmbH, Norderstedt / Germany